JE MAIGRIS SAIN, JE MANGE BIEN

Dr Laurent Chevallier

JE MAIGRIS SAIN, JE MANGE BIEN

Fayard

ISBN : 978-2-213-66180-3

Couverture : création graphique © Atelier Didier Thimonier
photo © Corbis
photo bande © Louise Oligny

Introduction

Aujourd'hui, presque un Français sur deux souffre d'un trouble ou d'une maladie chronique (allergies, asthme, diabète, cancers, etc.), des maux en partie liés à une alimentation mal adaptée. Environ 60 % des Françaises et 44 % des Français souhaitent maigrir, alors même que certains n'en ont pas besoin. À l'échelle mondiale, c'est pire encore : l'épidémie de surpoids et d'obésité touche environ 1,5 milliard d'individus. Comment en est-on arrivé là ?

Au XXe siècle, tout avait pourtant bien commencé dans les pays occidentaux sur le plan alimentaire. L'agriculture s'était modernisée, les maladies infectieuses reculaient, les périodes de disette étaient un lointain souvenir, on apprenait à mieux conserver les aliments et à améliorer leur distribution. Qui aurait pu ne pas être favorable à ce bien-être en marche ? Mais peu à peu, l'alimentation et les modes de vie ont changé. Les aliments, les boissons sont devenus de plus en plus colorés chimiquement, aromatisés artificiellement, gonflés d'émulsifiants et d'additifs en tous genres… et de plus en plus consommés, à grand renfort de marketing et de publicité.

Il a fallu du temps pour se rendre à l'évidence : la destruction des équilibres entre l'homme et son milieu naturel ainsi qu'une certaine forme de nourriture industrielle – que l'on peut qualifier de nourriture de « type occidental » – ont favorisé l'émergence et le développement de multiples maux. Et ces maladies dites de civilisation ne doivent pas être le prix à payer d'un progrès insuffisamment maîtrisé. Nous sommes donc entrés dans l'ère du soupçon et de la confusion : que faut-il manger pour être en bonne santé ? Qui croire dans la grande cacophonie nutritionnelle qui règne actuellement ?

Car tous les quinze jours paraît une nouvelle « étude » qui va à l'encontre de la précédente ; un nouveau régime « miracle » promettant monts et merveilles et peu d'efforts... Et l'on voit arriver en consultation des patients désemparés qui ne savent plus comment manger bien et sainement.

Or les seules questions qui vaillent sont : comment mieux contrôler son poids et manger le plus sainement possible ? Comment adopter un mode de vie qui soit davantage en adéquation avec la physiologie de l'homme ? Comment mettre bon ordre dans la gestion des choix alimentaires ? Le but de ce livre est de proposer des repères et surtout des solutions, en nous appuyant sur une nouvelle démarche.

Au lieu de se laisser submerger par des études parfois partielles ou partiales, pourquoi, tout simplement, ne pas analyser ce que consommaient nos lointains ancêtres ? Pourquoi ne pas revenir au type d'alimentation pour lequel l'être humain est programmé par la nature ? Sur le plan digestif, nos gènes ont peu changé et l'on observe une grande stabilité des mécanismes d'utilisation des substrats de l'alimentation que sont les nutriments (protéines, sucres, graisses) et les micronutriments (vitamines, éléments minéraux). Aux époques reculées, les hommes et les femmes étaient minces (obésité : 1 % contre 14 % de nos jours), et cela n'est pas dû qu'au degré d'activité physique ; parallèlement, rares étaient ceux qui souffraient de maladies chroniques ou de cancers, notamment chez les enfants[1].

L'approche proposée ici se fonde donc sur l'analyse de l'alimentation de nos ancêtres. Elle permet de donner des repères physiologiques sur la façon de se nourrir sainement et, *de facto*, de mieux contrôler son poids et sa santé, tout en évitant le piège de certains régimes. Surtout, ne soyez plus de ceux qui veulent manger sainement au quotidien mais qui, pour maigrir, sont prêts à tout, notamment à négliger la qualité de ce qu'il y a dans leur assiette et à faire fi de toute recherche d'équilibre alimentaire.

Nous allons vous démontrer que manger bien et maigrir sainement, lorsque cela est nécessaire, est possible en adaptant à notre époque les principes de nos aînés, tout en bénéficiant du juste progrès lié à l'hygiène. Il faut avant tout acquérir de bons réflexes dans ses choix alimentaires, mettre en œuvre des principes simples et de bon sens et, surtout, ne plus se faire piéger par de multiples messages contradictoires. Voilà, à grands traits, les principes qui fondent la méthode proposée ici.

La paléonutrition

De quoi l'homme a-t-il besoin pour se nourrir et rester mince et en bonne santé ? Savoir comment s'alimentaient nos ancêtres fort lointains donne des indications sur ce que devrait être la composition de nos repas en termes de valeur nutritionnelle, de vitamines et de minéraux.

Les hommes du paléolithique étaient initialement des chasseurs-cueilleurs et, schématiquement, leur façon de se nourrir était la suivante. Le chasseur mangeait de la viande mais maigre, car le gibier d'alors était peu gras. Cette viande ne devait pas non plus être au menu chaque jour : l'homme est un piètre chasseur qui ne voit pas très loin, n'entend pas bien et ne court pas très vite – en tout cas comparé à d'autres animaux carnivores comme la panthère ou autres félins. Il attrapait plutôt de petits animaux, surtout en les piégeant. Le poisson, il le pêchait – une opération délicate, mais les eaux étaient poissonneuses. Les protéines venaient également de la consommation d'œufs issus de diverses espèces d'oiseaux. Il devait les « voler » dans les nids, puisqu'il ne pratiquait pas encore l'élevage. Il consommait aussi des insectes, des larves et divers mollusques et autres gastéropodes.

L'alimentation des premiers hommes est fort végétale, et celle des tout premiers hommes était même probablement quasiment végétale, même s'ils devaient absorber des insectes. Cueilleurs avant d'être chasseurs, les hommes de la préhistoire se nourrissaient de fruits et de baies diverses ainsi que de multiples légumes sauvages, consommés sous toutes leurs formes (tiges et feuilles se rapprochant par exemple des blettes et des épinards…), de racines diverses proches des carottes, de navets et de multiples graines dont celles des graminées sauvages. Certaines graines apportaient des corps gras et la prise des acides gras était équilibrée (acides gras dits insaturés avec, au total, un apport équivalent entre les acides oméga 3 et 6, contrairement à la situation actuelle où le rapport est proche de 1 pour 15). Les graines mais aussi les tubercules fournissaient également des protéines, des glucides et divers éléments minéraux. On considère que ces hommes absorbaient, pour se nourrir et se soigner, plus de quatre cents variétés de végétaux, et cela a perduré fort longtemps. Pour le sucre, outre des fruits mûrs, ils consommaient du miel.

Depuis le paléolithique, l'homme est fondamentalement un omnivore et on peut considérer cela comme un facteur d'adaptation positif pour vivre sur notre planète. Parallèlement, il a toujours existé de grandes variations quantitatives entre les apports végétaux et animaux selon les ressources disponibles, les périodes et les peuples.

Pour simplifier et schématiser, les apports nutritionnels devaient se composer ainsi :

Chasseur-cueilleur	
Viandes maigres (gibier), poisson, œuf	Fruits et légumes frais, graines, miel
– Peu ou pas de produits laitiers (allaitement maternel) – Peu ou pas de pain (quelques galettes faites de graminées et diverses racines, et herbacées) – Boisson : eau, tisane et ration hydrique apportée par les fruits et légumes	

Et maintenant, que proposer ?

Notre proposition est de vous conseiller de vous comporter en « chasseur-cueilleur » urbain du XXIe siècle, en vous inspirant de ce que consommaient nos ancêtres, mais en l'adaptant. Pour tenir le pari de manger sain et de contrôler son poids, il faut acquérir quelques règles.

– La première est d'avoir une alimentation la moins chimique possible, comme nos ancêtres, et riche en vitamines et minéraux. Elle doit donc comporter fruits et légumes en abondance, de préférence bio et de saison. On ne mange pas de cerises en hiver ! C'est un non-sens. Il faut acheter des aliments bruts, frais ou surgelés, les moins transformés possible : ce sont eux qui doivent constituer la base de votre alimentation. Quant aux viandes, les moins grasses doivent être choisies (voir annexe 1) et consommées en quantité limitée ; le poisson peut être pris 2 fois par semaine en moyenne et les œufs 3 à 5 par semaine.

– L'alimentation doit être équilibrée en corps gras en privilégiant les aliments contenant des oméga 3, comme certains poissons, mais en tenant également compte du degré de pollution des mers.

En résumé, et cela est longuement développé plus loin, il suffit de retenir quelques règles simples pour devenir un « chasseur-cueilleur urbain » sans surpoids et en bonne santé !

LE CHASSEUR-CUEILLEUR URBAIN DU XXIe SIÈCLE

Chasseur	Cueilleur
Viandes maigres (3 fois par semaine), poissons (2 fois par semaine), œufs (3 à 5 fois par semaine).	Fruits et légumes frais ou surgelés, crus et cuits, en abondance. Légumes secs et pommes de terre sans excès (3 à 4 fois par semaine).

– Du bio aussi souvent que possible, afin de limiter au maximum le risque de consommer des résidus de pesticides.

– Des produits laitiers selon la tolérance digestive de chacun. Les choisir bio et non sucrés. Les fromages comme le beurre sont à limiter en cas de surpoids.

– Du pain, en quantité limitée. Ne pas dépasser 120 g par jour, voire moins (1/3 de baguette ou son équivalent, soit 3 tranches de pain). Réduire, voire supprimer, les produits contenant du blé en cas de troubles digestifs à cause du gluten (en parler à son médecin). Le riz, qui est sans gluten, est mieux toléré. La problématique des toxines actuellement présentes dans les céréales incite à limiter leur consommation.

– Pas de plats industriels prêts à consommer, sauf exceptions.

– Huiles à privilégier : colza, noix, olive.

– Boisson : eau du robinet à privilégier, tisanes.

L'ensemble doit s'inscrire dans le cadre d'un vrai plaisir de manger avec des condiments multiples et variés, mais

peu de sel. Le mode chasseur-cueilleur, c'est aussi une forme de philosophie du mieux-être. L'homme vit dans un écosystème qui lui assure l'équilibre biologique et psychique. C'est la rupture des équilibres qui entraîne les maladies, et notamment les maladies chroniques, dites de civilisation. L'homme, lorsqu'il était chasseur-cueilleur, était inclus dans l'environnement naturel alors qu'ensuite il cherchera en permanence à le dominer, à en avoir le contrôle. Or, il y a des limites à ne pas dépasser dans cette volonté de maîtrise de la nature – les cataclysmes naturels comme les problématiques environnementales actuelles sont là pour nous le rappeler. Le chasseur-cueilleur, dans ses activités alimentaires, goûtait, touchait, dégustait. Certains anthropologues considèrent qu'il avait créé une vie de partage en harmonie avec ses semblables et la nature. Il ne s'agit bien évidemment pas de trop idéaliser soudain un mode de vie extrêmement rude, qu'une certaine forme de progrès a permis heureusement d'atténuer, mais comme le souligne le paléontologue Henry de Lumley, l'homme, lorsqu'il cesse d'être chasseur-cueilleur, rompt son « équilibre traditionnel avec la nature ».

Pour compléter cette rapide présentation de notre méthode, voici un tableau comparant les différents types de régime alimentaire, de celui des chasseurs-cueilleurs préhistoriques à celui qui devrait être celui du chasseur-cueilleur urbain…

<table>
<tr><th>Chasseur-cueilleur paléolithique</th><th>Développement de l'élevage à partir du néolithique</th><th>Alimentation actuelle (80 % de produits transformés)</th><th>Objectif : chasseur-cueilleur urbain (80 % de produits bio)</th></tr>
<tr><td rowspan="3">Fruits et légumes

Tubercules, quelques graminées</td><td rowspan="2">Fruits et légumes...</td><td>Fruits et légumes...</td><td rowspan="2">Fruits et légumes

Tubercules...</td></tr>
<tr><td rowspan="3">Sucre raffiné (surtout ajouté dans les produits industriels)

Produits céréaliers
Produits laitiers

Sel</td></tr>
<tr><td>Introduction des céréales et des produits laitiers</td><td>Produits céréaliers</td></tr>
<tr><td rowspan="2">Viande et poisson issus de la chasse</td><td rowspan="2">Viande et poisson issus de la chasse et de l'élevage</td><td rowspan="2">Viande, poisson

Produits laitiers</td></tr>
<tr><td>Viande, poisson</td></tr>
</table>

Avant d'entrer dans le détail, il faut comprendre pourquoi cette alimentation est la meilleure et donc pourquoi l'alimentation industrielle de type occidental nous a conduits, collectivement, à la crise sanitaire et alimentaire que nous traversons aujourd'hui.

CHAPITRE 1

Alimentation et santé : attention, prévenir les dangers !

L'alimentation contemporaine favorise le surpoids et l'émergence de multiples maladies chroniques comme jamais au cours de l'histoire : diabète, hypertension artérielle, allergies, mais aussi dépression, cancer... Depuis le milieu du XXe siècle, les Européens grossissent, s'empâtent et certains – malheureusement de plus en plus nombreux – deviennent obèses. Quelques chiffres expliquent mieux qu'un long discours cette récente évolution en France : si l'on considère l'évolution moyenne sur douze ans, les Français ont pris 3,1 kilos et leur tour de taille s'est épaissi de 4,7 cm[1] ; 14,3 millions de Français sont en surpoids (soit 31,9 % de la population) et 6,5 millions d'adultes sont obèses. Sommes-nous plus gros parce que plus sédentaires ? Non, car l'activité physique est à peu près la même entre 1980 et 1995 qu'entre 1995 et 2010. Or, au cours de cette dernière période, l'obésité infantile sévère a augmenté de 300 %. Le nombre de personnes souffrant de multiples maladies augmente : le nombre de personnes diabétiques a crû de plus de 40 % entre 2001 et 2009, passant environ de 1,6 million à 2,9 en France. Depuis vingt-cinq ans, le nombre de nouveaux cas de cancers a doublé (même si l'amélioration des soins et des traitements a heureusement permis une baisse de la mortalité).

Un homme né aujourd'hui a deux fois plus de risques d'avoir des problèmes de fertilité que s'il était né en 1930. Enfin, les allergies alimentaires sévères avec risque mortel (anaphylaxie) ont quintuplé en vingt ans et, selon une récente enquête[2], dans 55,5 % des cas, cela est lié à la consommation de produits industriels.

Il ne s'agit pas de noircir le tableau, mais de bien prendre conscience que nous traversons une crise sanitaire majeure, provoquée en grande partie par notre alimentation. Car c'est en comprenant les principaux dérèglements que subit celle-ci que nous pourrons inverser la tendance et reprendre en main notre destin.

Pas assez de vitamines ni de minéraux

Pour comprendre combien notre manière de nous nourrir est déréglée, commençons par un retour dans un passé lointain, aux temps préhistoriques. Heureusement, on dispose aujourd'hui de connaissances assez précises sur les apports en vitamines et minéraux. On peut donc les comparer à ceux d'aujourd'hui en se fiant aux analyses publiées dans le journal de référence *European Journal of Nutrition*[3]. Nous en restituons une moyenne qui, bien sûr, indique des tendances et doit être interprétée comme telle.

	Époque préhistorique En mg/d	**Aujourd'hui** En mg/d
Minéraux		
Calcium	1 600	900
Cuivre	12	1,2

Fer	87	10,5
Magnésium	1 220	320
Phosphore	3 220	1 510
Potassium	10 500	2 500
Zinc	43,4	12,5
Vitamines		
Vitamine C	600	90
Vitamine B9	0,40	0,20
Vitamine B2	6,5	1,70
Vitamine A	17	8
Vitamine E	33	8,5

Les différences de consommation de vitamines et de minéraux entre les deux époques sont saisissantes. On est frappé de voir à quel point nos ancêtres consommaient plus de vitamines : pratiquement six fois plus de vitamine C, présente dans les fruits et les légumes ; deux fois plus de vitamine B9 ou folates, contenue notamment dans les légumes à feuilles dont le défaut de consommation est actuellement à l'origine de bien des maladies du cœur et de malformations chez l'enfant (en cas d'apport insuffisant au moment de la grossesse, d'où la nécessité d'avoir un bon niveau de cette vitamine avant la conception[4]). Sans vouloir dresser le catalogue de toutes ces vitamines, soulignons que l'organisme en a besoin en quantité suffisante pour bien fonctionner ; ce sont en effet des catalyseurs de multiples réactions physiologiques assurant une bonne santé. Toutes les vitamines sont indispensables, et les besoins de l'homme sont à peu près stables entre le paléolithique et l'époque contemporaine. Ce n'est pas le cas des besoins énergétiques, qui dépendent pour partie du degré d'activité physique, bien moindre aujourd'hui qu'hier.

Concernant les minéraux, les apports en potassium étaient nettement plus importants et, inversement, ceux en sel très faibles. Le magnésium était quatre fois plus consommé et provenait, comme le potassium – qui permet notamment de lutter contre l'acidité du corps –, essentiellement des végétaux. Ces derniers constituaient également la principale source de calcium, même si son absorption par ce biais est plus modeste que celle qu'apportent les produits laitiers. La solidité des os venait autrefois de l'apport important en vitamine K (elle est aussi issue des végétaux, comme les choux) et surtout du faible apport en sel, ce qui permettait de limiter la fuite du calcium des os. L'excès de consommation de sel – une des caractéristiques de l'alimentation de type occidental – favorise en effet la déminéralisation osseuse et l'ostéoporose.

Les vitamines et minéraux doivent être recherchés dans les aliments bruts, car plus les aliments sont transformés industriellement, moins ces micronutriments sont présents puisque les modes de préparation les détruisent en partie. Ils sont parfois « restaurés » dans ces préparations, c'est-à-dire qu'on les ajoute dans le produit alimentaire fini, mais il s'agit alors le plus souvent de vitamines de synthèse. Ainsi, la mention « teneur garantie en », fréquemment indiquée sur les étiquettes, peut être trompeuse car elle ne signale pas nécessairement le maintien naturel du stock de vitamines.

La meilleure façon d'avoir un apport adéquat en vitamines et minéraux est de consommer beaucoup de fruits et légumes, d'où la pertinence du slogan du plan national Nutrition Santé qui incite à « consommer 5 fruits et légumes par jour ». Il doit être compris comme une orientation et non comme un diktat. Il est parfois indiqué de prendre des vitamines et des minéraux sous forme médicamenteuse, mais cela implique un suivi médical. Ces traitements sont prescrits après une analyse de sang révélant un déficit. En revanche, il ne faut pas, pour compenser la faiblesse d'apports liée à l'alimentation contemporaine, consommer systématiquement des compléments vitaminiques en gélules ou comprimés.

Pourquoi ? Prenons l'exemple de la vitamine C : elle est bien plus active sur le plan biologique chez l'homme lorsqu'elle est consommée naturellement dans un fruit ou un légume, car elle agit en synergie avec d'autres phytocomposés alors que ce n'est pas le cas sous forme synthétique. Son action est considérée comme deux cents fois plus active lorsqu'elle est prise en croquant dans une pomme qu'en avalant un comprimé. Ensuite se pose le problème des modes de fabrication des vitamines présentes dans les compléments. Rarement naturelles et souvent de synthèse, elles proviennent pour la plupart d'Asie et nourrissent de nombreuses interrogations quant à l'usage des solvants et d'autres produits utilisés pour les fabriquer. Soulignons le fait que toute automédication de compléments vitaminiques peut favoriser des apports excessifs, ce qui n'est pas sans conséquence pour la santé et n'est jamais observé pour des apports naturels lors d'une alimentation équilibrée. Enfin, la prise de compléments ne doit pas servir d'alibi pour négliger la recherche d'une meilleure alimentation.

Trop de chimie dans l'assiette

Poursuivons la comparaison entre notre alimentation et celle des premiers hommes. Elle était pauvre en graisses, et notamment ces graisses saturées, présentes actuellement dans les divers produits d'origine animale (charcuteries…), mais aussi, sous forme d'huile de palme ou de coprah, dans les biscuits, chips et multiples plats ou compositions prêts à manger.

Elle n'était pas non plus très riche en amidon, contrairement à ce que l'on pourrait penser, et était très pauvre en sel et en sucre. Le sucre raffiné n'existait pas. En revanche, le sucre était apporté par des végétaux divers, fruits et légumes, riches également en minéraux et en fibres. Le tableau ci-après résume clairement l'évolution des apports alimentaires tant sur le plan nutritionnel que sur l'excès de chimie ajoutée.

Apports moyens	**Aujourd'hui**	**Autrefois**	**Apports recommandés officiellement[5] et recommandations préconisées**
Sel	8,4 g/jr[6]	Moins de 1 g/jr	5 g/jr selon l'Organisation mondiale de la santé (OMS)
Sucre	35 kg/an[7]	3,5 kg/an	Limiter à 10 % des apports énergétiques, 5 % selon les dernières recommandations américaines
Gras	38 % des apports énergétiques quotidiens, essentiellement acides gras saturés et oméga 6[8]	22 % des apports énergétiques, essentiellement acides gras insaturés dont oméga 3	35 à 40 % des apports énergétiques selon les nouvelles recommandations françaises
Additifs alimentaires de synthèse chimiques (colorants, édulcorant de synthèse, émulsifiant, conservateurs...)	350 environ autorisés dans l'alimentation	Aucun[9]	Aucune recommandation si ce n'est de ne pas dépasser une dose journalière admissible, incalculable dans la pratique[10]

Arômes de synthèse	Des centaines[11]	Aucun	Aucune[12]
Pesticides : fongicides, herbicides, insecticides[13]	Résidus de pesticides en agriculture conventionnelle : 4 % en moyenne des légumes et fruits au-delà des doses réglementaires 44 % dans la limite de la réglementation (qui ne tient pas compte des associations de pesticides entre eux)[14] 52 % sans résidus[15]	Aucun	Diminution de moitié d'ici 2018 en France (si non remise en cause d'ici là)
Irradiation des aliments[16]	De plus en plus fréquente	Jamais	Développement de cette pratique à l'échelle internationale

Le détail des explications pour mieux comprendre ce tableau est donné dans les notes en fin d'ouvrage, p. 207 et suiv.

Et pourtant, nous vivons plus vieux…

Un des arguments de ceux qui défendent sans nuance l'alimentation industrielle de type occidental est de souligner que l'espérance de vie ne cesse d'augmenter. Mettons au clair cette notion car il faut bien analyser ce qu'elle recouvre.

Constatons tout d'abord que l'espérance de vie commence à stagner, voire à diminuer dans certains pays occidentaux comme aux États-Unis. Ce phénomène ne pourra que s'amplifier avec l'augmentation de l'obésité, du nombre de personnes diabétiques et l'explosion des maladies chroniques. L'effet sera à retardement et il serait irresponsable de ne pas s'en préoccuper. L'« espérance de vie » est une donnée statistique moyenne qui a augmenté avant tout parce que la mortalité infantile et celle des mères lors des accouchements ont fortement diminué. Grâce aussi aux progrès de la médecine et de l'hygiène, car la lutte contre les maladies infectieuses, notamment la tuberculose, la variole, etc., a porté ses fruits. Par ricochet, statistiquement, l'espérance de vie ne pouvait qu'augmenter. Il ne faut pas oublier que survenaient également autrefois de sévères accidents liés au travail et à la vie quotidienne : coups de sabot de cheval, risques du bûcheronnage... Tout cela a disparu et les conditions de travail sont bien mieux sécurisées. Ceux qui résistaient aux maladies étaient fort robustes, et il devait y avoir beaucoup plus de grands vieillards qu'on ne le pense.

Par ailleurs, la notion pertinente n'est-elle pas celle d'espérance de vie en « bonne santé » ? Cette notion de qualité de vie doit aussi être prise en compte à une époque où la vie contemporaine engendre fatigue, stress, troubles du sommeil. Actuellement, il faut tout de même considérer que près d'un Français sur deux souffre de maux ou de maladies chroniques. D'où ce constat de Patrick Négaret, directeur de la Caisse primaire d'assurance-maladie de la Sarthe : « Après de trop nombreuses années de dénégation, il est de plus en plus communément admis qu'une mauvaise alimentation favorise l'émergence ou le développement de plusieurs maladies : cancer, hypertension artérielle, diabète, affections cardio-vasculaires, voire maladies neurodégénératives. Et la progression de ces maladies est forte et inquiétante. Vingt-huit millions de Français sont atteints de maladies chroniques (soit près de 45 %) et 9 millions d'entre elles sont reconnues par l'assurance-maladie en "affections de longue durée" » ; et d'ajouter : « Il est grand temps d'aider les assurés à gérer leur capital santé[17]. » Ces troubles sont en grande part liés à une dégradation de l'environnement et, pour partie, à une alimentation industrielle inadaptée et dénaturée.

L'ESPÉRANCE DE VIE N'AUGMENTERA PLUS

Avec l'agronome Claude Aubert et le toxicologue André Cicolella, porte-parole du Réseau Environnement Santé, nous avons souhaité faire une mise au point sur ce sujet. Le débat a vite pris un tour assez vif à la suite d'une tribune que nous avons signée conjointement sur lemonde.fr le 23 septembre 2010, intitulée « L'espérance de vie n'augmentera plus » (voir annexe 3). En voici des extraits : « "Espérance de vie" : cette expression est un abus de langage. À moins d'être un démographe ou un statisticien, on l'interprète spontanément comme l'âge jusqu'auquel nous pouvons espérer vivre, alors qu'il ne s'agit que de la photographie de la durée moyenne de la vie à un moment donné. Il ne devient une "espérance" qu'à la condition de faire l'hypothèse que les taux de mortalité resteront stables ou diminueront, si l'on prévoit une augmentation de cette espérance. [...]

« Mais ce tableau idyllique doit être complété par des indicateurs moins souriants, comme celui de l'espérance de vie en bonne santé, [qui] n'est, selon l'INSEE, que de 63,1 ans pour les hommes et de 64,2 ans pour les femmes. [...]

« Tout démontre que l'espérance de vie en bonne santé et encore plus l'espérance de vie tout court sont menacées par la montée des maladies chroniques qui se sont substituées aux maladies infectieuses comme cause dominante de mortalité et de morbidité. [...] La France n'est pas épargnée, comme le montre la croissance des affections de longue durée (ALD) du régime général de l'assurance-maladie [...], dont les maladies cardio-vasculaires, les cancers et le diabète représentent les trois quarts. [...]

« La tendance actuelle, en matière d'espérance de vie, risque de s'inverser lorsque les générations nées après guerre vont vieillir. Ces dernières ont vécu dans un univers totalement différent de celui de leurs aînés. Polluées dès la vie fœtale par les substances chimiques de synthèse, elles ont mangé, souvent dès la naissance, une nourriture plus ou moins déséquilibrée (trop de sucre, d'aliments raffinés, de produits appauvris par des transformations industrielles, etc.), effet amplifié par le développement de la sédentarité. »

Des chercheurs de l'INED (Institut national d'études démographiques) ont ensuite répondu (voir annexe 4) en tentant d'expliquer que « l'espérance de vie va encore augmenter », mais, curieusement, ils ne répondent pas vraiment au point central de la question de l'épidémie de maladies chroniques. Pour eux, « l'histoire récente a montré que nos sociétés savent apporter des réponses médicales, sanitaires et sociales appropriées à ces nouveaux fléaux ». D'où des vœux pieux énoncés sur le progrès médical, sur des lendemains qui chantent à base de chirurgie réparatrice et de thérapies géniques et sur le fait qu'on trouvera « d'autres pratiques encore peu imaginables » pour soigner. Quelques semaines plus tard, une étude du *National Statistics Reports*, dépendant du Centre de contrôle des maladies (CDC, Center for Disease Control) aux États-Unis, officialisait le recul de l'espérance de vie dans ce pays.

La crise sanitaire

La crise sanitaire est bien là. Le déficit actuel de la Sécurité sociale, qui atteint plus de 20 milliards d'euros en 2010, est avant tout dû à cette crise sanitaire et non à notre situation économique, même si la diminution du nombre de chômeurs participerait à en atténuer l'effet. C'est bien l'explosion des maladies chroniques et leurs conséquences qui en sont la cause. Or ces maladies ne sont pas une fatalité, et on peut encore inverser la tendance, pour peu qu'on soit capable de mener une vraie politique de prévention, au-delà d'un discours incantatoire convenu. Bien sûr, il faudra bousculer certains intérêts économiques, car, outre le fait que l'obésité rapporte beaucoup à certains, il en est de même pour nombre de maladies... Ces 20 milliards de déficit ne sont pas perdus pour tout le monde.

On sait que les rares populations non soumises à des produits alimentaires de type industriel (dans certaines zones d'Asie ou d'Amazonie) et dont la vie est plus en harmonie avec la nature présentent un risque de développer un surpoids ou un diabète bien moindre que celui qu'on trouve dans les pays occidentaux. À l'inverse, les migrations de populations, notamment d'Asie vers les États-Unis, entraînent le développement très rapide chez les migrants des maladies de type occidental. Autrement dit, à facteurs génétiques constants, les facteurs environnementaux, et parmi eux une certaine forme d'alimentation, déterminent largement l'apparition de surpoids, de maladies cardio-vasculaires et de cancers. Ainsi, Pierre Meneton de l'INSERM indique que « l'organisme humain placé dans certaines conditions environnementales ne développe que très rarement une hypertension, une obésité, un diabète de type 2, une maladie cardio-vasculaire ou un cancer, qui ne font donc pas partie du processus de vieillissement[18] ». Vieillir en bonne santé est donc possible pour l'homme, mais il est nécessaire de retrouver, recréer un environnement adapté à sa physiologie individuellement et collectivement.

Comme le faisait remarquer Pierre Weill, ingénieur agronome, « les maladies frappent de plus en plus tôt. Le nombre de bébés obèses, d'adolescents diabétiques, de jeunes adultes terrassés par une crise cardiaque, d'enfants autistes ne doit rien à l'allongement de la durée de vie. On ne retrouve plus ni médicaments, ni explications valables. Alors, comme on ne sait pas expliquer, on finit par accepter. Et ces maladies incontrôlables deviennent des maladies "de civilisation". Les quelques millions de diabétiques français sont donc devenus des témoins des progrès de la civilisation », et d'ajouter : « Et si ces maladies de civilisation qui cachent derrière leurs statistiques effrayantes tant de drames et de souffrances individuelles étaient des maladies en fait "environnementales" ? » C'est bien la qualité de vie de milliers d'individus souffrant de maux chroniques qui s'est trouvée dégradée. On parle peu, par exemple, des séquelles psychologiques des 8 000 amputations par an liées au diabète… Le progrès attendu pour les hommes n'est pas celui-là, pas celui qui majore le risque de maladies, de stress et de surpoids, voire d'obésité.

Des solutions existent néanmoins, nous les développerons après avoir analysé les mauvaises méthodes pour se nourrir et contrôler son poids, et recensé les erreurs à ne pas commettre. Car il nous semble que le changement de comportement alimentaire est un vecteur permettant de trouver un équilibre de vie durable.

CHAPITRE 2

Je ne sais vraiment plus comment me nourrir et contrôler mon poids

L'alerte

Concernant le surpoids à l'origine de bien des troubles et maladies, il est nécessaire de commencer par réfléchir sur la façon de s'y prendre. Pour que les solutions soient efficaces, il faut mettre en place une bonne stratégie, car, curieusement, la recherche de la perte de poids s'accompagne souvent de comportements totalement irrationnels : acceptation d'un discours simplificateur à outrance et, paradoxalement, alors qu'*a priori* tout le monde cherche à manger sain, lorsqu'il s'agit de régime amaigrissant, cette notion peut disparaître au profit de l'adhésion à une sorte de « pensée magique », parfois émise par des sortes de gourous, qui poussent à des absurdités nutritionnelles. L'imposture est manifeste et vient du fait que les régimes inadaptés et déséquilibrés, comme les régimes hyperprotéinés et assimilés, non seulement ne fonctionnent pas sur le moyen et le long terme pour la majorité de ceux qui les ont suivis – ils échouent à plus de 80 % (95 % selon le rapport des agences sanitaires[1]) –, mais ils peuvent en plus altérer la santé.

Il existe d'innombrables méthodes inappropriées pour maigrir, mais nous insisterons sur la folie – au sens littéral du terme – des régimes en vogue ces dernières années qui sont devenus de véritables phénomènes de société. Nous analyserons les différents types de régime en annexe (voir annexe 5). Insistons sur le fait que les régimes hyperprotéinés et assimilés, comme tous les régimes déséquilibrés, ne marchent pas, même si très souvent ils peuvent faire illusion un temps. C'est pour cela notamment qu'ils sont particulièrement dangereux. Il n'est pas anodin de les suivre, car ils induisent des carences nutritionnelles aux multiples conséquences. Aussi, avec mon collègue Arnaud Cocaul, nous avions alerté l'AFP en octobre 2010 avec le communiqué suivant :

« Régimes amaigrissants : *Primum non nocere*

« Le phénomène sociétal que représente la vogue des régimes hyperprotéinés et assimilés nous amène en tant que médecins à tirer la sonnette d'alarme alors que nous voyons tous les jours dans nos cabinets médicaux de nutrition les conséquences néfastes de tels régimes.

« Un article récent, paru dans les *Annals of Internal Medicine* (07.09.2010 de Fung T. et coll.)[2], a repris les données de femmes (85 168) suivies sur vingt-six ans et d'hommes (44 548) suivis sur vingt ans. La mortalité par cancers ou par maladies cardio-vasculaires était significativement augmentée chez les gros consommateurs de protéines animales. Et que dire des déficits d'apports vitaminiques et minéraux induisant fatigue, stress exacerbé, mais aussi chutes de cheveux… La liste des effets négatifs est fort longue.

« Nous affirmons avec force qu'il n'y a aucun bénéfice santé à suivre des régimes de type hyperprotéiné d'origine animale ou assimilé pour perdre du poids. Alors que les pouvoirs publics se sont engagés dans une approche éducative de la nutrition par le biais du plan national Nutrition Santé que nous relayons tous les jours dans nos cabinets de médecins et de diététique, voilà que des fausses solutions sont présentées.

« Diaboliser par exemple les féculents et les fruits en les rendant en grande partie responsables de la problématique de la surcharge pondérale et de l'obésité est réducteur, caricatural et faux. Parallèlement, il n'y a aucune remise en cause, au contraire, d'une certaine forme d'alimentation industrielle pas toujours saine avec des résidus de pesticides, des phtalates, du Bisphénol A, présents dans certains plastiques alimentaires et qui sont des perturbateurs endocriniens à l'origine de nombreux troubles du métabolisme.

« La pandémie d'obésité est liée à de multiples facteurs : génétiques, contamination par diverses substances chimiques ajoutées, influence du microbiote intestinal, sédentarité, manque de sommeil, déstructuration des horaires de repas, portions alimentaires disproportionnées, défaut d'allaitement maternel, dégradation de l'état dentaire incitant à manger des aliments faciles à avaler, pour ne citer que quelques causes.

« Les auteurs de ces régimes hyperprotéinés et assimilés ont une vision simplificatrice de l'alimentation et au final démagogique. Il faut, à l'inverse, faire l'apprentissage de la complexité de l'acte de manger pour mieux contrôler ses apports alimentaires. Dans les régimes hyperprotéinés avec une trop large place laissée aux protéines animales, il y a souvent un amaigrissement rapide, d'où l'adhésion des personnes qui le suivent même pour celles qui ne sont pas en surpoids (pourquoi alors en ressentent-elles la nécessité ?), mais gare aux effets rebonds, à ces corps martyrisés que nous voyons dans nos cabinets. Et que dire de tous les troubles psychologiques induits par de tels régimes ? Il y a, sur le long terme, des risques de développer des formes persistantes de dérèglement du comportement alimentaire qui peuvent aller jusqu'à de véritables anorexies et/ou boulimies. Tout cela ne peut que majorer la souffrance des personnes en surpoids ou ayant une relation difficile avec leur alimentation.

« S'il n'y a pas une prise en charge unique du surpoids et de l'obésité, des approches inadaptées ont, par leurs conséquences néfastes, un coût humain considérable et financier qui alourdit et va alourdir le déficit de la Sécurité sociale. Est-ce bien raisonnable ?

« Notre devoir de médecins s'occupant de nutrition est de rappeler que la médecine reste une science en constante progression, mais que les idées simplificatrices sous-tendant ce type de régimes hyperprotéinés et assimilés font trop de dégâts et ne peuvent que malmener des corps en souffrance. »

Fin novembre 2010 paraissait le pré-rapport de l'agence sanitaire ANSES qui présentait des éléments confondants.

L'origine des régimes hyperprotéinés ou dérivés

Le premier régime de ce type, le régime Atkins, vint des États-Unis et fut en vogue à partir du milieu des années 1970. Cette méthode, qui a un peu évolué, consiste à consommer très peu de produits de la classe des glucides (*low carb*) et essentiellement des aliments à base de protéines animales (*high protein*) : viande, blanc d'œuf, poisson ou sachets protéinés, sur un temps plus ou moins long. Suivent des phases de moindre rigueur ; mais, inexorablement, la reprise de poids apparaît dans la majorité des cas à moyen terme. Des variantes sont apparues proposant, par exemple, de ne consommer que des protéines pendant une journée chaque semaine, et ce, tout au long de son existence, ce qui induit un déséquilibre au long court. Cette approche a suscité alors, et suscite aujourd'hui, un engouement important.

Pourquoi ? Parce que sur le court terme, on perd vite du poids sans avoir faim. Beaucoup considèrent, à tort, qu'une méthode efficace est celle qui fait maigrir vite. N'est-ce pas plutôt sur le moyen terme que la perte de poids doit être envisagée et sans altérer la santé ? Cette méthode hyperprotéinée ou dérivée est très révélatrice des dérives de la société actuelle soumise à une dictature de l'urgence. On veut maigrir vite, très vite et bien sûr avec le minimum d'efforts, mais sans toujours bien prendre la mesure des risques encourus.

L'exemple des extraits thyroïdiens

Il n'y a pas si longtemps a été préconisée une méthode efficace et qui faisait perdre du poids rapidement : la consommation d'extraits thyroïdiens. Ils étaient même prescrits par les médecins, qui n'avaient, à une certaine époque, que des informations incomplètes sur les effets secondaires de ces produits. Cette méthode est considérée comme absurde et dangereuse de nos jours et n'est plus pratiquée puisque la consommation d'extraits thyroïdiens peut entraîner des troubles du rythme cardiaque et des décès... Pourtant, elle a longtemps été préconisée avant d'être unanimement condamnée. Arrivera-t-on à un tel constat avec les régimes hyperprotéinés et assimilés ? L'usage de diurétiques était aussi répandu : on perd du poids, mais c'est l'eau du corps qui est éliminée et non la graisse ; de plus, l'eau se reconstitue ensuite assez vite, avec, au passage, des troubles de la répartition des éléments minéraux parfois dangereux.

Les effets secondaires indésirables et le danger des régimes hyperprotéinés et dérivés

ACCÉLÉRATION DU VIEILLISSEMENT CELLULAIRE

Le vieillissement des cellules qui à terme peut être le plus visible est celui de la peau, les rides se creusent chez certaines personnes selon nos observations, et chez d'autres la peau perd de son élasticité. Ce type de régime induit également une perte progressive du calcium des os, et donc un risque accru d'ostéoporose et de fractures. En prenant une alimentation trop protéinée d'origine animale et trop pauvre en glucides, sur le plan métabolique, comme au cours du jeûne, des « corps cétoniques » sont produits par le foie : ils participent à couper l'appétit sur le court terme, mais provoquent une acidité importante du corps. Il existe naturellement des mécanismes internes de lutte contre l'acidité (bicarbonates...), mais quand on suit ce type de régime, les systèmes protecteurs sont le plus souvent dépassés. Les effets négatifs n'apparaissent généralement pas immédiatement, mais sur le moyen et le long terme.

L'accélération du vieillissement des cellules augmente le risque de cancer. Les chiffres sont là : + 28 % de risque de décès par cancer selon une enquête américaine[3]. Même si l'importance des effets secondaires dépend de la durée du suivi de tels régimes, il faut garder à l'esprit cette donnée.

Par ailleurs, les fruits, quasiment exclus de ces diètes, et les légumes, en quantité largement insuffisante, n'apportent pas la quantité nécessaire d'antioxydants. Ce sont pourtant ces divers phytocomposés, comme la vitamine C, spécifiques au règne végétal, qui permettent de neutraliser la présence excessive de radicaux libres. Ces derniers se forment naturellement en réaction aux pollutions, aux multiples rayonnements, aux micro-organismes, mais aussi au stress, et leur concentration a tendance à croître avec le mode de vie contemporain. Produits en excès, ils ont des effets très délétères sur les cellules, et ajoutent un risque supplémentaire de vieillissement comme d'apparition de cancers.

Les fruits et légumes – en particulier les produits bio qui ne contiennent pas de résidus de pesticides – contribuent à protéger du développement de cancers, même si le niveau de preuve scientifique n'existe pas de façon formelle aujourd'hui. Il est en effet très compliqué de mener certaines études car les personnes, de façon courante, ne consomment rarement que des produits bio. En revanche, les éléments s'accumulent sur les effets négatifs de certains pesticides. Les pesticides peuvent favoriser la formation de radicaux libres, et le simple bon sens suggère qu'il vaut mieux consommer des produits sans résidus de produits chimiques (bio ou non) que ceux qui en comportent. Insistons sur l'importance de la consommation des fruits crus, qui contiennent une grande richesse de phytocomposés comme les vitamines. En outre, plus on consomme de fruits et légumes, plus l'organisme va favoriser les processus de détoxification du corps vis-à-vis des produits chimiques. Les légumes, lorsqu'ils ne sont pas consommés crus, sont à cuisiner *al dente*, mi-cuits, ce qui permet de conserver le maximum de leur densité vitaminique.

Créer la famine

Le déséquilibre provoqué par une alimentation hyperprotéinée ou assimilée, par essence déficiente en telle ou telle vitamine, présente de multiples autres conséquences. L'organisme, qui se sent privé de ces éléments, va se mettre en mode « épargne », pour survivre à une sorte de famine, ce qui induit une modification du métabolisme puisque l'alimentation ne fournit plus l'ensemble des éléments nécessaires au corps. Lorsque l'alimentation redevient un peu plus normale, notamment parce que ces régimes sont impossibles à tenir sur le long terme, survient pratiquement toujours un effet rebond dans un délai plus ou moins long, lié au fait que l'organisme va chercher à surcompenser ce qui manquait. Cela explique que, dans la plupart des cas, on reprend *in fine* plus de poids que ce que l'on a initialement perdu. Si, en revanche, on s'obstine à suivre une alimentation déséquilibrée avec des déficits d'apport en nutriments et micronutriments, c'est tout simplement la santé qui s'altère, et cela vaut pour tous les régimes déséquilibrés.

LE DANGER DE MAIGRIR TROP RAPIDEMENT

Ceux qui cherchent ou subissent une perte de poids trop rapide savent, intuitivement, que cela n'est pas forcément bon pour leur santé. Sur le plan du métabolisme, on observe une libération massive dans le sang de gras, de triglycérides provenant des cellules graisseuses ou adipocytes. En cas d'amaigrissement trop rapide, le foie est incapable de recycler cet afflux correctement. Cet apport soudain et excessif de graisses dans le sang peut se mesurer par un moyen simple, celui d'une analyse de sang. Les personnes suivant ce type de régime, tout comme ceux ayant subi une chirurgie de l'obésité provoquant un amaigrissement trop rapide, voient souvent leur taux sanguin de triglycérides et également de cholestérol augmenter. Les taux élevés de triglycérides et de cholestérol sanguin favorisent les maladies du cœur et des vaisseaux et les accidents vasculaires cérébraux. Lors d'un amaigrissement progressif, on n'observe pas ce type de phénomène : l'organisme a le temps de recycler petit à petit les éléments graisseux issus de la fonte des graisses (lipolyse). Par ailleurs, c'est en consommant moins d'aliments trop riches en gras, et en particulier en acides gras saturés (en excès dans diverses viandes, charcuteries, fromages secs et de multiples biscuits industriels et assimilés) et en sucres ajoutés, que l'on perd du poids progressivement, avec, à terme, une baisse des taux sanguins de triglycérides et, pour beaucoup, des taux de cholestérol s'ils étaient élevés.

Un autre phénomène inquiétant apparaît en cas de perte de poids trop rapide. Avec les graisses sont aussi « relargués » différents éléments toxiques provenant de « pesticides, produits chimiques industriels et sous-produits ou contaminants qui constituent une menace pour l'environnement et la santé[4] », pour reprendre la terminologie de l'Agence sanitaire française (ANSES). En effet, certains contaminants présents dans les aliments s'accumulent dans la graisse humaine. Ils sont dits « bioaccumulables », c'est-à-dire qu'ils sont stockés dans la graisse et, comme les triglycérides, passent dans le sang lors de la perte de poids.

De quoi s'agit-il exactement ? De certains résidus de pesticides – heureusement les nouvelles molécules utilisées actuellement en France (organophosphorées) ne sont plus bioaccumulables –, de divers polluants, comme les PCB ou polychlorobiphényles, ou encore des dioxines issues de processus de combustion, notamment industriels. Le niveau d'exposition aux dioxines des incinérateurs a néanmoins baissé ces dernières années grâce aux mesures prises. Personne, absolument personne, ne peut vraiment échapper à ces « polluants organiques persistants » ou POP. Heureusement, des moyens existent pour limiter l'exposition, nous y reviendrons.

L'organisme est heureusement doté des moyens de neutraliser différents éléments toxiques qui sont, pour certains, présents dans la nature, mais les produits chimiques agressant le corps sont si nombreux aujourd'hui que les moyens de détoxification peuvent être dépassés. Cela expliquerait en partie l'explosion des maladies chroniques. Comment savoir si le foie est en suractivité et peut remplir sa mission de

« détoxification » ? En dosant une substance, la gamma GT (gamma glutamyltransférase), présente dans le sang. Son augmentation est le reflet de diverses lésions du foie, mais un taux élevé, alors qu'il était normal (normalité entre 9 à 43 U/litre) avant de débuter un régime, donne l'indication d'une souffrance hépatique, et peut signaler une « surchauffe » du système de détoxification. L'idéal est bien sûr de pouvoir à terme doser de façon aisée les principaux toxiques pouvant contaminer l'organisme.

Ce qu'il faut retenir : **plus vous maigrissez vite, plus vous risquez de vous intoxiquer et moins cela est bon pour votre santé.**

À savoir :

• L'attitude pratique, à l'opposé des régimes hyperprotéinés et assimilés, qui font maigrir trop rapidement, consiste à maigrir lentement (uniquement lorsque cela est nécessaire pour sa santé, c'est-à-dire en cas de surpoids médicalement défini).

• Faire pratiquer régulièrement en période d'amaigrissement un dosage des gamma GT (gamma glutamyltransférase) et des triglycérides sanguins.

• Limiter l'ingestion de produits alimentaires risquant de contenir de fortes concentrations de polluants organiques persistants (POP).

• Ne pas consommer les viandes grasses, ni les charcuteries grasses, car les POP ont la particularité de s'accumuler et de se fixer dans le gras des animaux. Cela vaut aussi pour la dioxine dans les poissons gras.

• Éviter la consommation du son des céréales qui concentre les pesticides et mycotoxines.

• Favoriser la consommation de produits bio, notamment pour les fruits et légumes. En effet, les produits bio contiennent par définition moins de pesticides que les produits conventionnels, même s'il faut noter que ces derniers en sont exempts à 52 %.

LES RISQUES POUR LE CŒUR ET LES REINS

Au-delà des risques cardiaques liés à l'accumulation des triglycérides dans le sang, il existe aussi des cas de mort subite qui seraient dus à des troubles du rythme du cœur consécutifs aux régimes trop fortement hypocaloriques. L'excès d'absorption de sel caractérise également les régimes hyperprotéinés et assimilés. La palme de l'excès d'apport en sel serait, selon l'ANSES[5], le régime « Dukan 1 ». Les apports correspondent, selon elle, à plus du double des recommandations. Or les effets délétères de l'excès de consommation du sel sont bien connus : l'augmentation du risque de maladies cardiaques, et le développement de cancers de l'estomac en fonction des doses ingérées. En outre, l'excès de consommation de protéines peut être particulièrement délétère chez les sujets à risque d'insuffisance rénale.

LES RISQUES DE DÉPRESSION ET D'ALTÉRATION DE LA QUALITÉ DE VIE

Quand on suit de tels régimes, il y a de nombreuses raisons de déprimer. La monotonie des repas influe sur le moral tout comme le fait d'exclure peu ou prou la notion de plaisir, et ce, même si on a la sensation de ne plus avoir faim. Ces régimes donnent également une haleine bien particulière et peu agréable, une « haleine de chacal » comme l'avait observé un journaliste à l'encontre d'un de ses collègues présent sur un plateau de télévision qui suivait ce régime. Le terme scientifique caractérisant cette haleine si spécifique est « halitose ». Un médecin défendant sa méthode dérivée d'un régime hyperprotéiné avait répondu, sur le même plateau de télévision, que cette haleine était normale et le signe de l'efficacité de son régime ! Celui-ci favorise la formation des acides (corps cétoniques) dans le corps et donne effectivement une mauvaise haleine. D'autres mécanismes biochimiques interviennent qui favorisent les dépressions, notamment par des modifications probables dans la synthèse des molécules du cerveau que sont les neuromédiateurs[6].

Outre ces aspects biochimiques, certaines personnes traversent de vrais épisodes de détresse quand, malgré leurs efforts soutenus, elles finissent par reprendre du poids. Ces régimes hyperprotéinés et assimilés sont impossibles à tenir sur une longue durée pour la grande majorité de ceux qui les ont suivis. Dès que l'on commence à remanger « normalement », les kilos artificiellement perdus se réinstallent. Peut alors s'amorcer, comme on l'a souvent vu en consultation de nutrition, un cycle infernal, avec déprimes et troubles du comportement alimentaire. Les dépressions ou tendances dépressives qui s'installent sont majorées par la fatigue, le fait de perdre ses cheveux. Parfois même, des dents se déchaussent et peuvent tomber selon certains témoignages.

Tous les régimes déséquilibrés induisent à terme une reprise de poids. Ce n'est pas spécifique aux régimes hyperprotéinés et assimilés. Les échecs se situent entre 80 et 95 % un an après l'arrêt, ou la stabilisation du régime, un peu moins selon l'un des promoteurs de ces méthodes. Est-il utile de maigrir de ces façons-là pour regrossir ensuite ?

On peut s'interroger sur les 5 à 20 % de personnes qui affirment ne pas avoir repris du poids. Les reprises se font à une vitesse variable et même ces personnes peuvent reprendre par la suite. Enfin, il existe un petit noyau de personnes qui, quelle que soit la méthode, maigrissent.

La prise de poids est liée à de nombreux facteurs au-delà de l'inégalité génétique, comme l'exposition aux perturbateurs endocriniens, à une certaine forme de nourriture industrielle, aux modifications des bactéries présentes normalement dans le côlon (flore intestinale)... Nous développons cela dans le chapitre « Pourquoi grossit-on ? ».

Signalons une intéressante étude menée par une équipe espagnole en 2010. Elle a mis en évidence, sur 104 personnes en surpoids ou obèses, que les anomalies de concentration de certaines hormones de l'appétit (ghréline, leptine) étaient corrélées à une reprise de poids après un régime amaigrissant. Un tel dosage avant un régime pourrait donc être un des marqueurs prédictifs d'une reprise de poids[7]. Des éléments d'information sont encore nécessaires, mais cette piste donnerait un outil irremplaçable aux médecins. Actuellement, seul le dosage des hormones thyroïdiennes est couramment effectué, car certains surpoids sont liés à un dysfonctionnement de la thyroïde (hypothyroïdie).

Les troubles du comportement alimentaire

Parmi les aspects négatifs des régimes hyperprotéinés et assimilés, insistons sur les troubles du comportement qu'ils peuvent induire. Il n'est pas rare que les gens n'arrivent plus à se comporter normalement avec les aliments, qu'ils ne sachent parfois même plus comment s'alimenter de façon saine.

Apparaît souvent une obsession de la peur de reprendre des kilos et cette crainte de regrossir induit des troubles du comportement de type orthorexique (obsession permanente de la nourriture), doublés d'une culpabilité. Car les promoteurs de l'alimentation hyperprotéinée ou assimilée vous imposent un programme tel qu'il n'est pas tenable sur le long terme, tout en vous expliquant parallèlement que si vous ne suivez pas précisément les instructions données, vous allez reprendre le poids perdu ! Alors, que font certaines personnes, notamment parmi les jeunes ? Elles se font vomir ! On observe aussi des phénomènes dits de restriction cognitive, où la seule intention de manger est combattue. Une lutte permanente s'engage sur un mode restrictif. Que de souffrances inutiles ! On observe également chez nombre de personnes fatigue et stress accrus. Comment pourrait-il en être autrement quand l'alimentation n'apporte plus les éléments dont le corps a besoin ?

LES RÉGIMES HYPERPROTÉINÉS ET ASSIMILÉS PARTICIPENT À FAVORISER DIVERS TROUBLES INTESTINAUX

Pour qu'un organisme soit en bonne santé, il faut que son équilibre biologique soit respecté. Au niveau des intestins, le côlon ou gros intestin contient de multiples bactéries utiles dénommées flore intestinale ou microbiote qui assurent une bonne immunité, limitent les risques d'allergies, de troubles digestifs… Tout déséquilibre de cette flore est donc préjudiciable, or une alimentation de type hyperprotéiné ou ses variantes entraînent des déséquilibres. C'est aussi le cas d'autres types d'alimentation, notamment une alimentation de « type occidental », trop grasse et trop sucrée, nous y reviendrons.

Les bactéries ont besoin d'un substrat nutritif naturel qui trouve principalement sa source dans les fibres végétales des fruits et des légumes. Autrement dit, sur le long terme, toute alimentation qui ne fait pas la part belle aux végétaux ne peut que contribuer, par les déséquilibres de la flore qu'elle entraîne, à favoriser l'émergence de multiples troubles ou maladies, en sachant qu'il existe des susceptibilités individuelles variables. Ceux qui ont une alimentation strictement protéinée ont aussi fréquemment des troubles du transit (constipation).

Une variante du régime hyperprotéiné encourage la consommation de son de céréales. Or, on l'a vu, c'est bien dans le son que se concentrent les résidus de pesticides.

Certes, le son d'avoine a un effet rassasiant, mais ni plus ni moins que toutes les fibres. Celles des haricots verts, des carottes ou des artichauts sont aussi efficaces pour enrober les graisses et les sucres, ce qui limite leur assimilation. Elles apportent en plus vitamines et minéraux. Par ailleurs, le son d'avoine peut entraîner des irritations intestinales et des douleurs abdominales.

En résumé, il n'y a aucun bénéfice pour la santé à suivre des régimes hyperprotéinés et assimilés qui sont réducteurs, frustrants et vont à l'encontre d'un bon équilibre nutritionnel. En cas de surpoids, avec l'aide de votre médecin traitant, de votre nutritionniste ou diététicien, vous apprendrez à analyser vos erreurs et à les corriger. La simple correction de celles-ci permet souvent de perdre des kilos superflus en cas de surpoids. Bref, ces praticiens sont formés pour analyser cela avec vous et pour vous délivrer une éducation nutritionnelle personnalisée, qui est parfois une « rééducation » lorsque le surpoids est important.

> Passé une première phase d'euphorie liée à la satisfaction d'avoir perdu du poids, on s'aperçoit que l'alimentation proposée dans les régimes hyperprotéinés et assimilés est impossible à suivre, comme l'affirment nombre de ceux qui les ont essayés. La monotonie, la lassitude les rendent « intenables ». Nombreux sont les déçus de ces méthodes contre nature. Face à l'échec, un seul coupable est désigné, c'est vous, vous qui regrossissez par votre faute car vous n'êtes pas capables de vous contrôler ! Évidemment il n'en est rien, c'est la méthode proposée qui n'est pas la bonne car déséquilibrée.
>
> Ne tombez plus dans le piège grossier des régimes simplistes, magiques et finalement gadget. Chercher à perdre du poids le plus vite possible est très révélateur d'un comportement inadapté. Ne cherchez pas à vous mettre en compétition avec vos amies, amis, frères, sœurs ou collègues de bureau qui entreprennent de perdre du poids, parfois même s'ils n'en ont pas besoin.

N'allez pas à l'échec. Qui plus est, le plus important critère d'un régime amaigrissant « devrait être une sécurité indiscutable », comme l'affirme judicieusement le Dr Lynn Steffen (université du Minnesota, Minneapolis, États-Unis) dans un article publié dans un journal de référence, *The Lancet*. Or les régimes trop riches en protéines, excessivement pauvres en glucides « ne répondent pas à cette exigence ». Elle ajoute, compte tenu de leur association avec cétose, constipation, halitose (mauvaise haleine), maux de tête et fatigue générale pour ne citer que quelques effets secondaires, qu'il ne faut pas recommander ce type de régimes pour maigrir.

Il faut vraiment prendre en considération les dangers de certains régimes ne serait-ce que par simple déficit d'apport en vitamines et avoir à l'esprit qu'en les suivant, à moyen ou à plus ou moins long terme, la surcharge pondérale peut devenir plus importante qu'initialement.

Vous avez aussi remarqué que ces régimes hyperprotéinés et assimilés, comme la majorité des régimes hypocaloriques, ne remettent pas en cause une certaine forme d'alimentation industrielle. Faire grossir les gens rapporte beaucoup à certains, ensuite il faut les inciter à consommer des produits allégés tout en continuant à les faire manger autant…

CHAPITRE 3

Au bonheur de manger

Il faut manger pour vivre, c'est une évidence pour tous. Mais il ne faut pas tomber dans une vision utilitariste de l'aliment et le considérer uniquement comme le carburant de votre organisme. Manger, c'est aussi un acte culturel et de plaisir. Pourquoi manger est-il un plaisir si primaire et inné ? Sur le plan biologique, le plaisir est au rendez-vous lorsqu'un acte est indispensable à la vie ou à la survie de l'individu ou de l'espèce : manger pour apporter les éléments énergétiques et vitaminiques à l'organisme par exemple ; la sexualité, quant à elle, est indispensable pour assurer la perpétuation de l'espèce. Le plaisir est donc nécessaire pour guider et orienter un comportement qui assure et entretient la vie individuelle et celle du groupe.

Ces plaisirs, dont celui de manger, sont tout simplement programmés génétiquement. Les circuits du plaisir existent et sont activés dans certaines circonstances, au cours desquelles se libère dans le cerveau un neurotransmetteur, la dopamine. Cette dopamine, par le biais des terminaisons nerveuses, va envahir plusieurs zones du cerveau (insula, cortex), ce qui provoque le plaisir, notamment de type gustatif. La dopamine n'est pas le seul neurotransmetteur impliqué, mais elle joue un rôle important.

Le plaisir de manger comprend plusieurs composantes dont deux principales : l'une assure le plaisir à proprement parler et l'autre correspond à la satisfaction d'une envie, c'est-à-dire d'un désir à assouvir. S'agissant d'une fonction normale dont nous a dotés la nature, il n'y a aucune culpabilité à ressentir du plaisir à manger, à le rechercher, tant qu'il ne s'agit pas de tomber dans le dérèglement ou la gloutonnerie qui entrent alors dans le domaine du pathologique.

Notre alimentation pâtit aujourd'hui d'une modification de cette composante hédonique. Celle-ci a plusieurs sources dont les frustrations, les angoisses et le stress de la vie quotidienne qui poussent à chercher dans l'acte de manger un certain réconfort que l'on pourrait qualifier de « béquille de la psyché ». Par ailleurs, le plaisir est soumis à un certain degré de conditionnement, d'où, actuellement, la manipulation du cerveau par des techniques marketing sophistiquées destinées à vous faire acheter et consommer des produits souvent inutiles. D'une manière générale, le conditionnement dans l'acte de manger est une réalité qui a de multiples facettes. Elles ne sont pas nécessairement toutes négatives. L'une est culturelle au sens large et liée à certaines traditions : par exemple, le fait que les épices fortes sont plus appréciées en Asie qu'en Europe ; vous pourriez être dégoûté à l'idée de manger des sauterelles qu'on déguste dans certaines régions d'Afrique. Les interdits religieux peuvent aussi jouer et placer certains aliments dans la catégorie des produits impurs.

L'apprentissage du plaisir est influencé par l'éducation, le milieu social et la tradition régionale, qui offre une palette d'aliments spécifiques en fonction des terroirs et des climats. Parallèlement, il existe des choix alimentaires propres à chaque individu, d'ordre génétique, mais aussi liés à l'expérience personnelle, à des bons ou mauvais souvenirs. Enfin, le plaisir lié à l'acte de manger est aussi renforcé par la convivialité d'être en groupe et de partager les repas. Selon un récent sondage[1], il est heureux de constater que 82 % des Français préfèrent faire un « vrai » repas plutôt que de manger « sur le pouce », et 78 % cherchent à se restaurer en compagnie d'autres personnes ; en effet on ne partage pas spontanément son repas avec un ennemi.

Le plaisir est un processus fort complexe. Vous avez remarqué qu'il varie par exemple au cours du repas en s'affaiblissant progressivement. Ainsi, un aliment initialement désiré ne l'est plus lorsqu'on a le ventre plein, c'est le phénomène d'alliesthésie. Les prises et arrêts de la consommation d'aliments sont aussi en partie dépendants de facteurs psychologiques puisque l'on parvient à manger plus que de raison lors d'un repas festif par exemple.

Pourquoi ne pas faire nôtre cette remarque humoristique : « Penser à un bon plat, au menu du lendemain, à la possibilité de réaliser un désir de plus, voilà le secret et la satisfaction d'une longue vie bien remplie » (James Hillman et Charles Boer) ? C'est un peu le fil conducteur des conseils qui seront donnés dans la suite de ce livre.

Pour mieux comprendre nos comportements alimentaires, il convient d'en analyser quelques aspects, comme ces attirances spontanées plus ou moins prégnantes vers le gras, le sucré et le salé.

Pourquoi beaucoup d'entre nous sont-ils attirés vers le gras ?

L'homme a un besoin physiologique de lipides, nom donné aux corps gras. Certains sont dits essentiels et, parmi eux, les fameux acides gras oméga 3 dont on parle tant. L'organisme ne sait pas les fabriquer. Il en existe plusieurs parmi les acides gras oméga 3 et l'un d'eux ne doit pas manquer. Il a un nom un peu « barbare » : l'acide docosahexanoïque, ou plus simplement DHA. Son déficit d'apport peut être à l'origine de multiples troubles sur les plans cardio-vasculaire et neurologique dont des pertes de mémoire chez l'adulte. On le trouve essentiellement dans les poissons gras (maquereau, sardine, saumon) ; les huiles de colza et de noix fournissent également des oméga 3 qui, par une cascade de réactions métaboliques, forment aussi ce DHA, mais avec un rendement médiocre. L'apport en oméga 3 est si fondamental qu'actuellement les paléontologues avancent même que la croissance du cerveau, chez l'homme, est liée à un moment où les hominidés se sont mis à consommer du poisson. Des découvertes et travaux archéologiques récents vont dans ce sens. On peut dès lors suggérer que les lieux de vie optimaux pour les premiers hommes étaient les estuaires en bordure de forêts. On y trouvait de l'eau douce, des ressources alimentaires marines riches en DHA et de multiples fruits et baies dans les arbres et les haies.

L'appauvrissement de l'alimentation contemporaine en acides gras oméga 3 et la tendance à la trop forte consommation d'acides gras saturés (biscuits, viennoiseries diverses, charcuteries, certains produits laitiers, plats prêts à consommer…), mais aussi d'acides gras dits trans (certains pains et pâtisseries industrielles…) et d'acides gras oméga 6 (huile de tournesol…) ne correspondent plus aux besoins physiologiques de l'homme. Historiquement, jamais autant de matières grasses, et de qualité inappropriée, n'ont été mises spontanément à la disposition des hommes. Nous avons un besoin inné de rechercher les acides gras indispensables au bon fonctionnement de notre organisme, mais nous sommes malheureusement incapables de distinguer les corps gras qui nous conviennent le mieux. La nourriture de type industriel est pourvoyeuse de ces acides gras les plus néfastes lorsqu'ils sont consommés en excès, car, sur le plan économique, les industriels les utilisent en raison de leur coût peu élevé (huile de palme, coprah…). Même si nous ne sommes pas tous égaux génétiquement par rapport à cette attirance pour les corps gras, les mécanismes de régulation des apports peuvent s'altérer pour tous de façon assez sournoise, et ce, dès le plus jeune âge. Peuvent en effet se mettre en place des formes d'inclination vers le gras telles qu'au fur et à mesure que les aliments gras sont consommés, le seuil pour éprouver le même plaisir augmente. Autrement dit, pour ressentir un même degré de satisfaction, il faut manger encore plus d'aliments gras. Peu à peu, on consomme de plus en plus d'aliments à très haute densité calorique, ce qui ne peut, bien sûr, que favoriser le surpoids. On comprend mieux pourquoi il peut être si difficile de maigrir en cas de surpoids.

À savoir :

- Si tous les corps gras sont indispensables, même parmi les acides gras saturés, ils ne le sont qu'en quantité modérée et bien choisis.
- Plus on consomme de produits gras, plus on est attiré par eux.
- Il existe une inégalité génétique entre les individus, certains sont plus attirés que d'autres par le gras.
- De nombreux produits industriels transformés sont fort gras (des plats transformés aux barres chocolatées en passant par divers desserts), et contiennent des concentrations de graisses les moins recommandables. Limitez-en la consommation, et ce, dès le jeune âge.

Peut-on être dépendant au sucre ?

L'homme est un frugivore comme les grands singes, c'est-à-dire qu'il est attiré par les fruits ; or l'une de leurs caractéristiques est de contenir du fructose, un sucre au pouvoir sucrant élevé. Il l'est plus que le saccharose, dit « sucre de table », issu de la betterave ou de la canne à sucre. Ces fruits, vers lesquels on est spontanément attiré lorsqu'ils sont bien mûrs, exprimant alors toutes leurs saveurs gustatives, contiennent de fortes concentrations de vitamines et de minéraux dont l'organisme humain a absolument besoin. Il est incapable de les fabriquer lui-même, notamment la fameuse vitamine C. Cette incapacité, l'homme la partage avec certains autres primates (singes) et la chauve-souris, tous amateurs de fruits ou de baies – ce n'est donc pas un hasard s'ils les recherchent spontanément dans leur environnement naturel. Les fruits doivent être compris au sens large, car de nombreux légumes comme les tomates ou les aubergines sont en fait des fruits, au sens botanique du terme. Ils contiennent tous, outre du fructose et des vitamines, des fibres et de multiples composés, dont des flavonoïdes, qui ont des effets protecteurs sur les cellules de l'organisme.

Si l'homme a besoin de sucre pour vivre – le glucose est d'ailleurs le seul substrat énergétique du cerveau –, il ne doit pas en consommer en excès. L'excès de consommation de sucre, notamment sous forme « cachée » dans les biscuits, friandises diverses, desserts lactés sucrés, boissons de type sodas, déséquilibre la ration alimentaire, provoque des modifications de diverses sécrétions hormonales dont l'insuline. Il faut bien faire la différence entre les produits avec sucre ajouté et les produits naturels, comme les fruits, qui ne se comportent pas de la même manière sur le plan métabolique : le fructose des fruits associé aux fibres qu'ils renferment élève peu le taux de sucre dans le sang. Quant au miel, il peut être consommé en petite quantité (une ou deux cuillères à café rases), au cours d'un petit déjeuner équilibré ou pour sucrer une tisane.

Certaines personnes ont tendance à plus fortement apprécier le sucré que d'autres ; celles qui ressentent une attirance spontanée pour le sucre ont souvent un profil psychologique orienté vers une grande sensibilité émotionnelle et une vulnérabilité psychologique plus prononcée. Le sucre ou le goût sucré est donc une valeur recherchée, dans des proportions variant d'une personne à l'autre, et là encore une prise excessive entretient sa consommation.

Des expériences chez les animaux ont montré que, quand on cessait de leur fournir du sucre, alors qu'ils avaient des apports élevés de façon chronique, une forme d'état de manque s'installait (anxiété, agitation…). Selon Serge Ahmed, directeur de recherche au CNRS, « le potentiel addictif au goût sucré serait bien réel[2] ».

Quand nous recevons en consultation de nutrition des enfants en surpoids ou obèses, il suffit souvent de leur conseiller d'arrêter la consommation de boissons sucrées (soda, jus industriels divers) ou à base d'édulcorants – qui entretiennent une forme d'appétence pour le sucré – pour qu'ils commencent à retrouver un meilleur équilibre alimentaire. Selon notre expérience, ils perdent alors significativement du poids. Concrètement, il n'est pas simple de réduire la prise de sucré (sucre ajouté aux produits). Les parents eux-mêmes ne comprennent pas pourquoi ils ne pourraient pas « faire plaisir » à leur enfant en achetant des produits sucrés industriels ou édulcorés. Il ne s'agit pas bien sûr de les priver de « plaisir », au contraire il faut leur préparer une nourriture saine et goûteuse, mais leur éviter une certaine forme de plaisir qui peut leur faire du mal, sauf à considérer que n'importe quel plaisir ou pulsion est acceptable… Nous avons pu constater que les enfants qui ne boivent que de l'eau dans la journée gèrent bien mieux leurs apports alimentaires, notamment leurs apports sucrés solides.

Réduire la consommation de sucre dans l'alimentation n'est pas chose aisée, car l'étiquetage actuel ne permet pas toujours de s'y retrouver. Il faudrait l'obligation d'un étiquetage cohérent pour les produits sucrés (indiquant la liste des différents types de sucre présents, leur nature et la concentration en sucre ajouté). Il est étonnant que cette demande, pourtant simple, à connaître la concentration en sucre ajouté mais aussi en sel des conserves et des plats préparés prêts à consommer ne puisse aboutir. Les pouvoirs publics devraient, sur cette question du sucre et des boissons sucrées ou édulcorées, mettre en place une réglementation mieux adaptée.

On estime que par rapport au XIXe siècle, un individu consomme aujourd'hui en moyenne dix fois plus de sucre, essentiellement des sucres « cachés », c'est-à-dire ajoutés à divers produits alimentaires et boissons. Ils sont présents sous plusieurs formes : saccharose, bien sûr, mais aussi sirop de glucose ou de fructose.

À savoir :

• La consommation de sucre ne se fait pas le plus souvent directement par la prise de sucre en morceaux ou en poudre (25 % des apports), mais par des jus industriels (sodas, jus de fruits...) et de multiples produits transformés de type biscuits, desserts lactés, sucrés, céréales du petit déjeuner et diverses friandises... (73 % des apports sont « cachés », c'est-à-dire indirects, les 2 % restants correspondant aux médicaments, sirops...).

• Une certaine forme de dépendance au sucré est une réalité pour de nombreuses personnes. Elle favorise les déséquilibres alimentaires et donc le surpoids. Le sevrage de cette dépendance n'est pas toujours aisé à réussir et demande une certaine volonté.

• Inutile pour sa santé d'aller au-delà de la consommation du miel ou des confitures au petit déjeuner, des fruits et de quelques féculents et, occasionnellement, de produits maison avec sucre ajouté (desserts maison).

• Nombreux sont ceux qui, voulant contrôler leur poids, ne mangent pas suffisamment ou de façon peu équilibrée aux repas. Un des risques est de ressentir des fringales en fin d'après-midi. L'attirance vers les produits sucrés est alors réelle ; malheureusement, ces personnes sont plus souvent tentées par des friandises diverses, notamment les barres chocolatées fourrées pratiques à consommer, que par des pommes ou des bananes.

Comment on manipule votre plaisir

Vous avez le droit de vous faire plaisir, suggèrent en chœur des industriels de l'agroalimentaire. Cette notion est bien passée, notamment chez les personnes vulnérables, au risque de favoriser le surpoids ou l'obésité. Mais de quel plaisir parle-t-on ?

Bien sûr, l'alimentation doit être un plaisir et procurer du bonheur, nous venons de le souligner, mais pas n'importe comment ni à n'importe quel prix, sauf à considérer qu'il est licite de prendre tout produit procurant des sensations de plaisir. Un discours subtilement déraisonnable s'est petit à petit imposé vis-à-vis du plaisir de la nourriture. Car le plaisir de manger, n'est-ce pas tout simplement la consommation des fruits et légumes bien cultivés, bien mûrs, assurant un vrai plaisir gustatif, du poisson frais cuisiné délicieusement, des viandes tendres appréciées, des gâteaux maison préparés avec des ingrédients sains ? Ces mets sont aux antipodes de certains produits industriels qui provoquent des instabilités pulsionnelles, flattent les sens, leurrent l'organisme avec des colorants, des épaississants, des fluidifiants, des aromatisants chimiques, le tout conditionné dans des emballages fort attractifs. Et ces produits sont promus par des publicités qui vous persuadent de les acheter de mille manières. On vous matraque avec les mêmes messages, mais certaines techniques sont plus insidieuses, comme le conditionnement émotionnel ou le redoutable neuromarketing (pour en apprendre davantage, voir Laurent Chevallier, *Tout savoir sur les aliments, vérités et impostures*, Le Livre de poche, 2009)[3].

Ces produits hypertransformés, colorés, gras, salés et/ou sucrés, provoquent en activant les circuits neuronaux de la récompense une certaine forme de dépendance à une nourriture industrielle grasse et/ou sucrée. Cela a été démontré expérimentalement ; pourtant, certains, et parmi eux de multiples scientifiques (médecins, agronomes...) parfois liés aux industriels, présentent volontiers ce type d'alimentation comme inoffensif et sans conséquences en termes de comportement alimentaire ; or, au final, il déséquilibre la ration alimentaire. Le « conditionnement provoqué par un matraquage publicitaire orchestré pour des motifs commerciaux » est redoutable, comme le remarque l'auteur américain Allen Carr, célèbre pour sa méthode destinée à arrêter de fumer, qui ajoute que les grands groupes industriels « aux intérêts financiers puissants » œuvrent pour « nous convaincre que certains aliments ont un goût merveilleux ». Et de poursuivre : « Le lavage de cerveau est très efficace, et marche » puisque, grâce à la publicité, des denrées inutiles deviennent des « denrées de base ». À notre sens, les pétales de céréales du petit déjeuner, qui n'ont plus rien à voir avec l'antique porridge des Anglo-Saxons, les sodas, les édulcorants divers... entrent dans ce cadre.

C'est pourquoi il faut arriver à se déconditionner d'un mode alimentaire « occidental » et nous vous proposerons des clés faciles à mettre en œuvre en fin d'ouvrage. Le déconditionnement des mauvaises influences alimentaires peut, selon notre expérience de médecin, se faire en quelques semaines, avec un minimum d'effort.

La fonction du plaisir est un besoin hédonique qui ne doit pas être perverti par des pulsions mal maîtrisées. Elle doit s'inscrire dans la convivialité et une approche culturelle comprise au sens large, régionale, sociale ou religieuse.

Peut-on modifier les habitudes alimentaires ?

Comment se construisent nos habitudes alimentaires ? Par de multiples facteurs comme les goûts individuels et culturels, le prix des aliments, leur présentation, les préoccupations liées à la santé, le mode de vie, le matraquage publicitaire que nous venons d'évoquer... Dès lors se pose la question de savoir s'il est possible d'adopter un autre mode d'alimentation plus respectueux de la physiologie humaine et goûteuse.

LES CAMPAGNES DE PRÉVENTION ONT-ELLES UN IMPACT ?

Curieusement, on s'est aperçu que les campagnes nationales de prévention nutritionnelle avaient un impact limité[4], à part quelques slogans bien retenus, comme l'invitation à consommer cinq fruits et légumes par jour. Pourquoi ? Tout d'abord, à cause du rapport de force. Que pèsent quelque 10 millions d'euros de campagnes de prévention face aux 1,2 milliard d'euros investis dans la publicité par les industriels, sans parler des études financées, directement ou indirectement, et utilisées comme support marketing ? Néanmoins, la prévention peut avoir un impact lorsqu'elle est ciblée sur un individu, par exemple lors de consultations individualisées avec des médecins nutritionnistes ou avec des diététiciens. Il est aussi possible de faire passer des messages lorsqu'on s'adresse à un groupe homogène d'individus : limiter le sel en cas d'hypertension artérielle, les charcuteries grasses en cas de hausse du cholestérol sanguin... Mais même pour ces données simples et admises, les lobbyistes font monter au créneau des « professeurs », « académiciens », pour semer le doute et dire par exemple que le rein s'adapte s'il y a trop de sel et que certaines charcuteries devraient être « remboursées par la Sécurité sociale » tant elles sont bonnes pour la santé..., et qu'il faut laisser les gens tranquilles. Est-ce un moyen pour donner un blanc-seing aux industriels et les laisser ajouter des ingrédients inutiles et aux conséquences sur la santé imparfaitement évaluées ? Et surtout décourager les parents qui font des efforts pour donner une meilleure éducation nutritionnelle à leurs enfants ?

LES FACTEURS ÉCONOMIQUES ET SOCIAUX

Les facteurs économiques ont toujours dicté les choix alimentaires. On s'aperçoit par exemple que la consommation de viande rouge de boucherie, assez onéreuse, a été, notamment au XIXe siècle et lors de la première moitié du XXe, réservée aux classes sociales supérieures ; c'était même un marqueur social avant de se démocratiser. Actuellement, sa consommation baisse régulièrement alors que celle de volaille progresse, le prix participant à ces choix. Le saumon fumé, produit de semi-luxe, est également moins acheté. Les fruits et légumes sont réputés chers, mais le coût de certains aliments ne doit pas être un alibi pour mal manger. Personne n'est obligé de choisir des chips grasses et salées avec un soda, qui ont un certain coût, à la place d'une portion de légumes frais ou surgelés.

À budget constant, il est possible de bien se nourrir en éliminant de nombreux produits superflus, c'est ce que nous expliquons tous les jours dans nos consultations de nutrition. Nous avons fait différents calculs : en éliminant les sodas, jus industriels divers (remplacés par l'eau du robinet), les biscuits, les barres chocolatées, etc., on parvient à faire des économies substantielles qui permettent de consommer des fruits et légumes en suffisamment grande quantité, et même bio. Mais attention à ne choisir que des produits bio de base frais ou surgelés et d'Europe, car les produits bio transformés sont parfois affichés avec des prix surprenants. Une simple comparaison de deux ratatouilles montre que l'une, conventionnelle, coûte moitié moins cher que l'autre, bio. La différence de prix ne nous semble pas justifiée.

Les produits issus du commerce équitable, plus chers que les autres produits, tirent quant à eux leur épingle du jeu, selon diverses enquêtes, et traversent la récession sans trop de difficultés. Néanmoins, même ce concept juste de commerce équitable est souvent détourné à des fins purement marketing pour valoriser des marques qui se donnent bonne conscience à moindres frais, car elles font payer le surcoût aux consommateurs.

L'ÉVOLUTION LIÉE AUX MODES DE PRODUCTION ET DE DISTRIBUTION

Si les Européens ont modifié leurs pratiques alimentaires, les Français font de la « résistance » par rapport à certaines de ces évolutions : le temps consacré aux repas s'est ainsi bien maintenu dans l'Hexagone, puisque nous leur consacrons environ quatre-vingt-seize minutes par jour[5]. Parallèlement, les repas restent en France bien structurés, et c'est la grande différence avec les pays anglo-saxons. Ce modèle explique en partie le fait que la proportion d'obèses en France n'est que de 14,5 % contre 26,9 % aux États-Unis. Une autre des caractéristiques du modèle français, comme le souligne une étude récente du CREDOC[6], est la « convivialité », au sens où les repas sont pris ensemble et non sur un « plateau repas » devant la télévision ou seul, même si cette pratique tend à se développer. Il est démontré que partager un repas limite le risque de comportement compulsif et l'instaure comme un acte « nécessaire à la vie en société ». Manger n'est pas une simple nécessité technique, comme ont trop tendance à le considérer les Anglo-Saxons. Évidemment, le rythme et la structure des repas sont devenus fort tributaires de l'activité professionnelle et on ne se nourrit pas de la même manière lorsqu'on travaille en horaires décalés, la nuit ou dès l'aube ou, à l'inverse, tardivement. Ces horaires spécifiques perturbent les rythmes biologiques naturels et bouleversent parfois aussi les comportements alimentaires.

Le mode de distribution, de conservation et de production des aliments a aussi profondément influencé celui de leur consommation, et donc induit des changements d'habitudes. Le CREDOC a étudié la façon de se nourrir liée à l'évolution des technologies. Nous pouvons en tirer quelques constatations. Outre l'équipement en ustensiles, robots et autres Cocotte-Minute qui permettent de cuisiner plus facilement que nos ancêtres, une des évolutions majeures du XXIe siècle fut le triomphe de la conservation par le froid, avec la diffusion des réfrigérateurs et des congélateurs, apportant un progrès majeur avec une réelle amélioration de la sécurité microbiologique associée à une bonne préservation de la concentration en vitamines des aliments.

L'apparition des hypermarchés fut, quant à elle, sans conteste, la grande révolution dans l'achat et le choix des denrées alimentaires. On y trouve des « aliments services » (les plats tout préparés, par exemple) comme les définit le CREDOC, et puis, progressivement, des « low cost », peu chers mais constitués de composants alimentaires de moindre qualité. La grande distribution propose aussi depuis un peu plus d'une décennie ses propres produits transformés, fabriqués dans des usines de fabrication communes aux marques. Ce système s'essouffle néanmoins puisqu'une enquête récente montre qu'un client sur quatre n'est pas satisfait de « son magasin habituel ». Parallèlement, les producteurs et transformateurs artisanaux s'organisent pour assurer des ventes directes aux consommateurs.

Les hypermarchés ont-ils favorisé le développement du surpoids ? Oui, par la mise en avant de certaines denrées alimentaires. Les sodas et autres jus industriels, par exemple, ont été, et sont encore souvent, mis à l'entrée des magasins. Si vous arrivez le ventre vide, vous êtes plus facilement tenté par ces produits superflus qui participent au développement du surpoids. Certaines enseignes et de nombreux gérants de magasins évoluent néanmoins dans un sens positif en mettant les jus industriels à des emplacements moins stratégiques et dans des rayons plus discrets. Il faut encore que des efforts soient réalisés avec les friandises placées près des caisses et sans aucun intérêt nutritionnel. Les pouvoirs publics devraient interdire leur présence à ces endroits et se montrer plus interventionnistes, mais une partie du lobby agroalimentaire dénonce des tentatives de « soviétisation » dès que ce type de proposition de réglementation est avancé.

N'oublions pas que l'obésité est un vrai business qui rapporte gros à certains.

> Le sentiment que l'alimentation s'est dégradée est partagé par 56 % des Français, mais plus généralement, en Europe, 71 % des Italiens et 60 % des Allemands. 61 % des Français trouvent également que les aliments ont moins bon goût que jadis[7]. La dénaturation de nombreux produits par des formes d'industrialisation et de distribution n'est pas pour rien dans cette perception.
> 80 % des Français sont inquiets de la présence de résidus de pesticides et ils sont 48 % à estimer que les autorités publiques de l'Union européenne n'entreprennent pas suffisamment d'actions pour protéger les consommateurs de ce risque[8], comme le souligne l'ONG Générations Futures.

Les enseignes de la grande distribution n'ont-elles pas un défi à relever ? Comme les fabricants de produits alimentaires industriels profitent d'une réglementation qui leur est favorable, si les distributeurs refusent des produits suspectés de favoriser diverses maladies, cela ne peut qu'acculer les fabricants à améliorer leurs pratiques et à tenir compte des études qui alertent, et ce, au-delà de la réglementation actuelle. Diverses structures, comme les AMAP (Associations pour le maintien d'une agriculture paysanne), de nombreux vendeurs sur les marchés, divers commerçants de proximité ont déjà adopté cette démarche, pourquoi pas la grande distribution dans son ensemble ?

Proposons quelques pistes. Tout d'abord, les hypermarchés auraient intérêt à évoluer en améliorant la qualité de choix des produits alimentaires, en mettant en rayon plus de produits de proximité issus de fermes respectueuses de pratiques agricoles adaptées à l'environnement et à la santé des hommes. Devrait également être mise en œuvre la possibilité de :

– Réduire puis éliminer des étals les produits alimentaires en contact avec les plastiques contenant du Bisphénol A, ainsi que les cannettes dont le revêtement intérieur à base de résine époxy contient du BPA (parfois seulement à l'état de traces, mais malheureusement pas toujours).

– Réduire puis éliminer les produits contenant de l'huile de palme, comme se propose de le faire une grande marque de distributeur, à la fois pour la planète et pour la santé.

– Réduire puis éliminer les produits contenant des produits suspects, comme les perfluorés PFOA du revêtement de certaines poêles, sans les remplacer par d'autres produits suspects ; pourquoi trouver encore dans l'alimentation des additifs de type E320 qui est un antioxygène que le Centre international de recherche sur le cancer (CIRC) classe comme « cancérogène possible pour les humains » ? N'est-ce pas surprenant ?

On trouvera la liste complète des produits à éviter en annexe (annexe 10).

L'idéal pour l'achat des denrées alimentaires reste bien entendu les ventes directes du producteur au consommateur, les AMAP et marchés qui créent des liens. Tout comme le bio et le commerce équitable, ils font l'objet d'un engouement récent.

LA « FRUGALE FATIGUE »

On observe des tendances positives comme la recherche d'une alimentation de meilleure qualité. On constate aussi, notamment chez une partie des jeunes générations, une certaine paresse culinaire et une perception pas toujours optimisée de ce que doit être la « bonne bouffe ». La qualité est pourtant essentielle pour 81 % des Français et « quand les gens achètent un aliment issu de l'agriculture, ils recherchent de plus en plus l'origine, autrement dit le made in France. En deux ans, cette attente a augmenté de 11 % », comme l'analyse Étienne Mercier, directeur adjoint du département Opinion d'Ipsos, qui ajoute : « Non seulement les gens veulent des produits sans pesticides, propres et bio, mais ils souhaitent aussi que l'agriculteur ne déverse pas de lisier dans la nature. Il faut que ce soit propre dans et autour de l'assiette. »

Parallèlement, on observe le développement de ce que les sociologues américains appellent la « frugale fatigue ». C'est la tendance pour certains, et notamment la frange jeune et récemment autonomisée (étudiants, jeunes actifs...), à une attirance particulièrement forte vers des aliments faciles et rapides à préparer. Ce n'est pas un phénomène exceptionnel en soi, ni nouveau.

Malgré cela, à la lumière de la présentation qui vient d'être faite dans ce chapitre, on s'aperçoit, ce qui est rassurant, que concernant les habitudes alimentaires rien n'est figé. La consommation de gaspacho est par exemple en progression constante depuis cinq ans et nous sommes maintenant à plus de 4 millions de litres bus par les Français chaque année. Les macarons font fureur, quel que soit leur prix ! Les sushis se sont imposés quasiment partout en France, au même titre que les pizzas. Qui aurait pu imaginer il y a dix ans un tel engouement pour les poissons crus ? La cuisine asiatique a trouvé ses adeptes. La consommation de fruits exotiques, mangues, lychees…, s'est développée considérablement. Les légumes oubliés, tombés en disgrâce, comme le chou romanesco, le topinambour ou le panais, ont été redécouverts. Les tapas ou petites bouchées apéritives également venues d'Espagne se développent, notamment dans le sud de la France. Cette diversité alimentaire est positive, elle s'inscrit dans l'histoire de l'homme et montre qu'il est possible collectivement de prendre très rapidement de nouvelles habitudes alimentaires tout en résistant à certaines formes de publicité. **Le vrai plaisir de manger, de déguster, est d'écouter ses sensations et ses émotions, c'est le gage d'une meilleure santé mentale et physique.**

> Votre objectif doit être de parvenir au vrai plaisir alimentaire tel que l'ont connu nos ancêtres gastronomes et de ne pas déséquilibrer la façon dont on se fait plaisir. Il faut trouver ou retrouver une stabilité pulsionnelle, se laisser guider par ses émotions et ne pas se mettre en situation de surévaluer son image corporelle.

Pour beaucoup, il s'agit aussi de changer ce que l'on a envie de manger pour le plaisir ; une poire, une mandarine ou un autre fruit au lieu d'un biscuit ou d'une barre chocolatée, lors des collations par exemple. **Ainsi, il est tout à fait possible de manger plus sainement sans opposer raison et plaisir, aspects nutritionnels et hédoniques.** Il ne s'agit pas de manger moins, mais mieux, ce qui permet aussi de mieux contrôler son poids. Tout cela est assez facilement réalisable, passé une phase de déconditionnement vis-à-vis d'une nourriture occidentale qui pousse à bien des excès et des déséquilibres.

CHAPITRE 4

Pourquoi grossit-on ?

Les mystères de la faim

TOUT POURRAIT ÊTRE SI SIMPLE...

Tout pourrait être tellement simple si pour l'homme le désir de manger, la faim, ne répondait qu'à des critères physiologiques, c'est-à-dire à des besoins énergétiques en calories (les sucres ou glucides apportent 4 Kcal/gramme, les lipides 9 Kcal/gramme et les protéines 4 Kcal/gramme) et aux besoins en micronutriments, vitamines et minéraux. Tout le monde serait svelte et en meilleure santé. Pourquoi donc ne pouvons-nous pas être comme l'écureuil, qui ne mange pas plus que de raison et qui provisionne le surplus ?

La réponse vient de la complexité de l'acte de manger chez l'homme soumis à diverses influences d'origine soit interne (taux d'hormones circulant dans le sang, de sucre, importance de la masse du tissu adipeux...), soit externe par signaux sensoriels (vue, odorat...), ainsi qu'à une certaine forme de conditionnement définie dans le chapitre précédent.

Ainsi l'acte de manger est-il sous influence. Pourtant, l'homme préhistorique chasseur-cueilleur avait un compor-

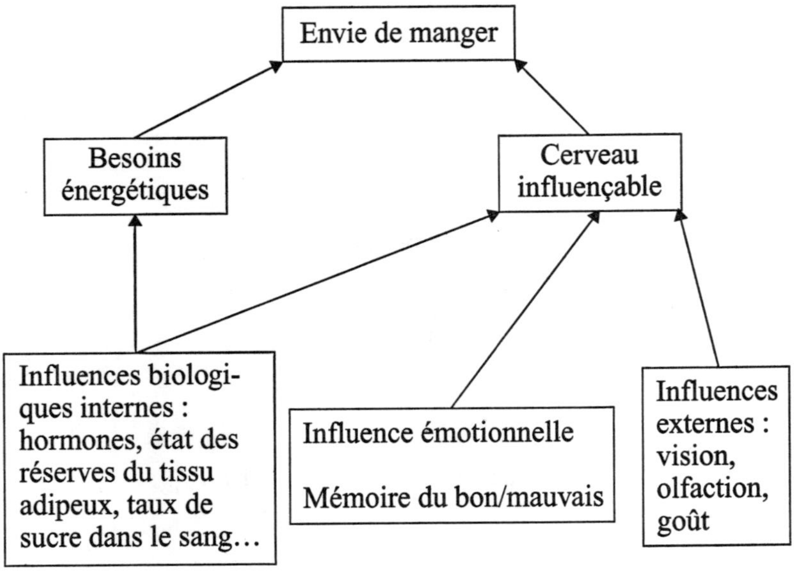

tement alimentaire plus adapté, et ce, même avec des ressources assez abondantes, rivières poissonneuses, baies et fruits multiples à cueillir… Cet homme préhistorique, qui, avec ses gènes proches des nôtres, avait un comportement plus naturel, plus proche de l'écosystème, n'était pas en surpoids ou obèse. On n'a jamais vu non plus dans le règne animal à l'état sauvage des chevreuils ou des gazelles obèses.

Parallèlement à la faim, d'autres processus interviennent dans l'acte de manger : l'appétit, la satiété et le rassasiement, mots utilisés pour décrire l'envie de manger ou, à l'inverse, l'arrêt des prises alimentaires. Que signifient-ils exactement ? La faim est l'envie de manger. L'appétit est l'appel à manger. Le rassasiement indique l'arrêt de la prise alimentaire et la satiété, l'inhibition de l'envie de manger.

La faim est un phénomène physiologiquement discontinu alors que les besoins énergétiques sont, eux, continus. L'appétit est là, en embuscade, et correspond à cette capacité à manger alors que les besoins physiologiques sont couverts. L'appétence pour une pâtisserie séduisante, pour un plat bien présenté... et une publicité alléchante influencent les comportements et les désorganisent. Le rassasiement, pour sa part, correspond au moment de l'arrêt des prises alimentaires. Cet arrêt n'est pas corrélé avec le comblement des besoins énergétiques puisque la digestion est en cours et que le métabolisme n'a pas eu le temps de libérer et de stocker l'énergie apportée par les aliments. Il y a donc une large part psychologique, forcément modulable, liée à l'estimation d'avoir suffisamment mangé. Une des clés d'un meilleur comportement alimentaire est donc, au cours du repas, de se demander si l'on a encore faim afin de limiter les portions des plats suivants et surtout d'éviter de se resservir pour les mangeurs importants. Ce type de questionnement peut permettre aussi de s'affranchir des tentations de grignotage. Nous reviendrons sur ces aspects psychologiques du comportement alimentaire.

L'arrêt des prises alimentaires est aussi dû à la distension de l'estomac et au fait que les premiers aliments imprégnés par les sucs gastriques en parvenant au début de l'intestin donnent des informations au cerveau de diverses façons, notamment par l'activation de récepteurs, par exemple au sucre, qui induisent le signal du rassasiement. Les repas suffisamment longs favorisent la transmission de toutes ces informations. **Manger lentement, mâcher permettent donc *de facto* de limiter les apports et de mieux digérer.**

La satiété correspond à cette capacité à ne pas manger entre les repas ou entre les collations à heure fixe. Cette inhibition a surtout une origine physiologique, celle de la personne repue qui n'a pas besoin de chercher plus d'éléments énergétiques ; néanmoins, il faut faire attention aux attraits de présentation de certains aliments, notamment aux photographies et dessins si attractifs des emballages de produits complètement cachés et ainsi « chosifiés ». Quand on y pense, une multitude de produits sont ainsi achetés sans être vus : céréales du petit déjeuner, friandises diverses mais aussi plats de poisson, de viande totalement emballés... Curieusement, l'influence visuelle est capable de stimuler très fortement l'achat et la prise alimentaire alors même que l'on sait que le produit ne correspond pas nécessairement exactement à ce qui est annoncé par le visuel de l'emballage. Intervient également la mémoire du goût, de la texture mais aussi de l'odeur, qui grave dans le cerveau des émotions, surtout si elles sont liées à des événements ou à des souvenirs agréables, comme ceux de l'enfance. Le cerveau, par l'effet de l'odorat et de sa mémoire, mais aussi par la composante visuelle, peut être manipulé et les publicitaires le savent.

Le cerveau et l'irrationalité des choix alimentaires

Tout ce qui se passe dans le cerveau est par essence complexe, et encore plus que vous ne pouvez l'imaginer sur le plan alimentaire. Diverses expériences ont été menées à ce sujet par plusieurs équipes dont des chercheurs américains. Citons-en une assez emblématique. Des hamburgers identiques mais étiquetés de façon différente ont été proposés à des volontaires surveillés de près. Leur préférence allait aux hamburgers mentionnant « 75 % de viande maigre » plutôt qu'à ceux étiquetés à « 25 % de matière grasse ». Le premier hamburger était décrit par les participants comme bien meilleur au goût que le second, alors qu'ils étaient exactement identiques ; c'est donc bien l'information qui conditionnait l'appréciation du goût. Nous pourrions multiplier les exemples de ce type démontrant l'irrationalité des choix alimentaires ou, du moins, la forte influence des informations potentiellement manipulables sur ces choix. Les perceptions visuelles peuvent aussi tromper le cerveau ; ainsi, en présentant le même contenu de whisky dans deux verres différents, l'un effilé, l'autre évasé, spontanément les personnes considèrent que le verre effilé en contient plus.

Normalement, le cerveau doit régir les comportements alimentaires essentiellement selon les nécessités d'un apport énergétique et vitaminique. Pourquoi, si cet apport est suffisant, peut-on être en capacité de continuer à manger ?

Plusieurs explications peuvent être avancées. On s'est aperçu qu'au niveau du cerveau certaines zones se déconnectent lorsque le besoin de nourriture est estimé satisfaisant – zones liées au besoin de se nourrir –, mais la désactivation de ces circuits n'empêche pas ceux du plaisir de continuer à être stimulés à l'apparition, par exemple, d'un dessert appétissant lors d'un repas festif. Cette incitation à manger davantage prend le dessus sur le processus naturel dit d'alliesthésie. Celui-ci correspond, comme nous l'avons vu, à un phénomène physiologique où l'intensité du goût des aliments ne diminue pas, mais où leur attrait s'amoindrit progressivement. C'est ainsi qu'au fur et à mesure du repas les aliments paraissent de moins en moins désirables. Ainsi, l'homme en situation normale, alors qu'il n'a plus besoin de manger, peut continuer à le faire selon les circonstances. Mais cette capacité « normale » à manger plus que de raison de temps à autre devient anormale lorsque cela devient quotidien. Divers dérèglements peuvent s'installer. L'excès de consommation de sucre ou de gras diminue le plaisir engendré et il faut manger davantage pour atteindre le même degré de satisfaction. Des pulsions alimentaires d'intensité variable sont aussi fréquentes. Des solutions pour les contrôler existent, selon notre expérience, et sans altérer la santé car il ne s'agit pas de mettre en œuvre n'importe quelle méthode pour y parvenir, comme fumer ou se jeter sur les régimes hyperprotéinés ou assimilés.

Le contrôle des pulsions alimentaires

LA COMPLEXITÉ DES SITUATIONS

Les dérèglements des comportements alimentaires sont souvent le fait de pulsions. Il s'agit d'envies irrépressibles de manger et difficiles à contrôler. En fait, plusieurs types de pulsions alimentaires sont identifiables. Certaines sont maîtrisables, mais nécessitent un minimum d'apprentissage ; d'autres le sont plus difficilement et s'accompagnent d'une quasi-perte de contrôle de soi variable en intensité, liée à des dérèglements hormonaux ou psychologiques.

Il existe de multiples facteurs, directs ou indirects, impliqués dans la régulation des prises alimentaires. Participent à celle-ci des substances hormonales ou autres (peptidiques), comme la leptine, la ghréline, le PYY et l'insuline.

MOLÉCULES PARTICIPANT À LA RÉGULATION DES PRISES ALIMENTAIRES (LISTE NON EXHAUSTIVE)

Nom	Lieu de sécrétion	Action
Ghréline	Estomac	Orexigène (qui favorise les prises alimentaires)
Leptine	Graisse Tissu adipeux	Anorexigène (qui inhibe les prises alimentaires)
Insuline	Pancréas	Si taux élevé, anorexigène

PYY	Intestin (début duodénum)	Anorexigène (analyse du contenu énergétique du repas ; suit une sécrétion plus ou moins importante de PYY qui envoie au cerveau un message de satiété)

La sécrétion de ces divers éléments, entrelacs de circuits mettant en action le biologique, le psychologique et le socioculturel, peut se dérégler de multiples façons. C'est pourquoi il est si difficile de trouver des médicaments qui puissent limiter les prises alimentaires. Si on parvient à bloquer l'expression d'une molécule, comme la ghréline qui est orexigène – ce qui techniquement est assez facile –, on n'inhibe pas l'ensemble du système. De plus, lorsque expérimentalement on bloque une des voies de la faim chez l'animal, au bout de quelque temps des circuits de substitution se mettent en place ! Historiquement, l'acte de se nourrir est tellement important que divers circuits assurent sa pérennité. Par ailleurs, les médicaments que l'on tente de développer pour contrôler les circuits de la faim au niveau du cerveau ont des effets secondaires et indésirables fort importants. Ainsi, l'Acomplia®, qui bloquait un des systèmes (endocannabinoïde), a dû être retiré de la commercialisation car il provoquait des troubles du sommeil et, plus grave, des dépressions dont certaines ont entraîné des suicides.

Le médicament miracle n'est pas encore pour demain, mais les recherches foisonnent tant l'enjeu commercial est gigantesque. On peut douter qu'un jour on arrivera à agir sur le cerveau sans effets secondaires pour les raisons que nous venons d'évoquer. S'il est improbable de pouvoir contrôler les complexes circuits neuronaux, il pourrait être possible d'exercer une action en « périphérie », sur des organes cibles comme le tissu adipeux. Techniquement, il semble envisageable de pouvoir agir sur le stockage d'énergie par une action très spécifique sur les molécules d'ATP – adénosine triphosphate – qui concentrent l'énergie pour son utilisation au niveau des cellules. À suivre...

DES SOLUTIONS PRATIQUES EXISTENT POUR CONTRÔLER LES PULSIONS ALIMENTAIRES

L'analyse des types de pulsions

Il faut avant tout analyser la nature de ces pulsions[1], et de la faim, en retenant cette définition d'« appel à manger ». La sémiologie de la faim, selon notre grille d'analyse, peut être classée schématiquement en différentes catégories :

– La faim physiologique avec l'envie de manger qui apparaît progressivement. Cette faim physiologique naturelle survient à peu près à heure fixe, graduellement. Les pulsions, lorsqu'elles existent, sont modérées et la régulation des prises alimentaires est assez aisée même en cas de surpoids.

– La faim liée à des pulsions envahissantes. Les pulsions alimentaires sont dans ce cas irrépressibles, mais avec des intensités variables. Il est possible de les atténuer. Deux situations se présentent, schématiquement :

La faim peut être en grande partie d'ordre psychologique, de réconfort

Ce type de faim avec pulsions est souvent lié à du stress, de l'anxiété, un mal-être... L'acte de manger calme mais se termine souvent par un sentiment de culpabilité qui majore le stress ! Il s'agit d'un comportement compensatoire à une situation de vie difficile (professionnelle, privée...). Heureusement, il est possible, progressivement, par petites touches, de parvenir à mieux gérer ces accès de prise alimentaire par une méthode de type cognitivo-comportementale que nous allons exposer un peu plus loin.

La faim à tendance compulsive

L'inflation de la graisse corporelle, tissu graisseux, notamment au niveau du ventre, entraîne des dérégulations des systèmes de contrôle des prises alimentaires. En effet, le tissu adipeux n'est pas une simple enveloppe qui assure à l'homme une température constante, il se comporte comme un tissu hormonal et sécrète de multiples substances dont, comme nous l'avons vu, la leptine. La simple augmentation de graisse abdominale modifie les sécrétions hormonales et par ricochet le comportement alimentaire, indépendamment des aspects psychologiques, ceux-ci pouvant bien sûr majorer les troubles du comportement alimentaire. Face à ces compulsions alimentaires, lorsqu'elles s'installent, il est possible de les canaliser en partie par une alimentation fractionnée au cours de la journée : **5 repas ou collations à heure fixe assurent une meilleure maîtrise des apports alimentaires.** On peut donc proposer cette méthode sur quelques semaines sous l'appellation d'alimentation fractionnée. Parallèlement à la mise en place de ce type d'alimentation, il est indispensable de parvenir à se déconditionner, se désensibiliser vis-à-vis de l'alimentation de type occidental, ce que nous exposons longuement plus loin.

Une telle approche, l'alimentation fractionnée, permet d'anticiper les pulsions alimentaires et assure une meilleure maîtrise des prises alimentaires aux repas en les canalisant. Par ailleurs, on a pu s'apercevoir que cette méthode entraînait une diminution spontanée des apports caloriques. L'explication sur le plan physiologique est liée, schématiquement, au fait que diminuer l'importance des repas réduit la sécrétion d'insuline ; or plus celle-ci s'élève, plus secondairement elle baisse, ce qui dans cette phase majore la sensation de faim. Le fractionnement des repas est à encourager quand on cherche à maîtriser son poids ; il est bien sûr modulable et certaines personnes n'ont pas besoin de la collation dans la matinée, ou seulement sur une courte période. En cas d'invitations, d'écarts, la compensation se fait le lendemain en réduisant les portions. Au moment des « écarts », il ne faut pas culpabiliser pour éviter tout stress supplémentaire, tout est permis, même le foie gras occasionnellement, mais il faut bien gérer les portions.

La faim déstructurée

Outre certains comportements alimentaires anarchiques, le travail en horaire décalé concerne environ 1/5 des personnes actives. Il provoque des destructions du rythme alimentaire et induit des pulsions alimentaires parfois difficiles à contrôler. Le principe, dans ces situations, est de prévoir à notre sens deux vrais repas les jours de travail et de repos à peu près à heure fixe pour assurer une certaine stabilité physiologique. Ils sont à déterminer en fonction des horaires de travail, et les collations modulables dans la journée seront faites essentiellement de légumes et de fruits, pris sous forme de salade composée, de crudités ou de salade de fruits. La faim déstructurée touche aussi de nombreux adolescents qui ont des modes de vie anarchiques. Une simple restructuration des repas permet un meilleur contrôle du poids et un mieux-être. Soulignons aussi l'importance de bien encadrer l'alimentation des enfants. Elle doit être la plus naturelle possible, associée à une lutte contre la sédentarité afin d'éviter d'arriver au stade d'accumulation des graisses dans le corps. Il faut tout mettre en œuvre pour ne pas laisser les enfants et adolescents en surpoids grossir.

Les thérapies cognitivo-comportementales

Le contrôle des pulsions peut nécessiter un véritable apprentissage avec une orientation de type thérapie cognitivo-comportementale. Il s'agit d'apprendre à affronter les moments d'envie irrépressible de manger, notamment en dehors des repas. Ces thérapies peuvent donc être mises en œuvre quel que soit le type de pulsions, mais préférentiellement dans les pulsions les plus liées à des aspects psychologiques, lorsqu'il y a recherche d'un réconfort par l'alimentation. Plusieurs étapes sont nécessaires :

– 1re étape : face à une envie de prise d'aliments qui survient soudainement en dehors du cadre structuré des repas et collations, il faut commencer par se poser une question : a-t-on besoin de manger ? Il faut essayer de ne pas manger immédiatement, se donner 5 à 10 minutes de latence, puis reconsidérer la situation en se disant que si l'appel à manger persiste, alors on pourra le faire ; si la sensation de faim a diminué, on se redonnera 5 à 10 minutes de réflexion pendant lesquelles on peut boire un verre d'eau. Si l'on arrive à tenir, plusieurs processus se déclenchent provoquant spontanément un afflux de sucre dans le sang qui calme la sensation de faim par un mécanisme dit de néoglucogenèse. Le foie, puis les intestins, vont tout simplement sécréter du sucre. C'est ce qui se passe si vous sautez un repas. La sensation de faim s'estompe pendant quelque temps, même si la faim revient dans un deuxième temps, avec une certaine intensité. Il faut se mettre en situation d'accepter cette attente initiale et, éventuellement, la distraire, au-delà de la prise d'un verre d'eau, par une marche ou une activité quelconque. La respiration de quelques huiles essentielles de plantes comme la lavande, en saturant les récepteurs olfactifs, aide bien à tenir.

– 2e étape : elle est d'ordre psychologique. Il faut se structurer mentalement pour avoir une bonne estime de soi, s'affirmer sans agressivité, bref déployer une vision positive de soi, des situations présente et future. Il ne faut jamais oublier que tout le monde est enrobé de gras, sinon nous ne pourrions pas garder une température corporelle à peu près constante. Cette masse grasse, elle ne doit pas être, comme nous l'avons vu, inflationniste, mais elle existe. Il faut se sentir bien avec elle et ne pas s'enfermer dans un carcan obsessionnel vis-à-vis du gras. Trop de femmes, même avec un poids normal (indice de masse corporelle médicalement correct), souhaitent maigrir, ce qui est déraisonnable. Par ailleurs, il faut accepter les modifications du pourcentage et de la répartition des graisses avec l'âge, il s'agit d'une donnée inéluctable. La masse grasse augmente physiologiquement. Ainsi une jeune personne adulte de 70 kg va avoir en moyenne 12 kg de graisse ; en avançant en âge, spontanément, pour le même poids, elle en aura 24 kg vers 60 ans, avec une réduction concomitante de la masse musculaire (14 kg à 10 kg) associée à une diminution de la concentration en eau dite intracellulaire. Il se produit, parallèlement, une tendance à concentrer les graisses au niveau abdominal.

– 3e étape : le stress, les angoisses et les anxiétés diverses sont à l'origine, pour beaucoup de personnes, de prises alimentaires inappropriées. Insistons sur l'importance d'avoir une activité physique régulière qui permet d'évacuer ce stress et, à un stade supérieur, si l'intensité de l'activité physique est suffisamment soutenue, de favoriser la sécrétion de substances – les endorphines – qui sont relaxantes. Au-delà de l'activité physique, il faut se réserver des moments de détente, relâcher ses muscles, amplifier sa respiration quelques dizaines de secondes dans un fauteuil moelleux ou sur un divan dans une ambiance de calme, la sensation qui en résulte permet un meilleur contrôle des pulsions. Ces méthodes – activité physique, détente – ne s'excluent pas l'une l'autre, au contraire elles se complètent pour mieux gérer stress et anxiété.

– 4e étape : la tenue d'un carnet de bord où est noté tout ce qui est absorbé permet d'analyser l'ensemble de ce qui est consommé et d'en prendre vraiment conscience ; cela facilite l'autocontrôle et permet d'en discuter avec son nutritionniste, diététicien ou médecin traitant. Il ne s'agit pas d'avoir une approche obsessionnelle, mais, au contraire, d'apprendre à mieux gérer son alimentation et d'apporter des réponses adaptées. La durée de la tenue de ce carnet de bord est variable d'une personne à l'autre, mais doit être au moins de trois semaines après le début de la mise en route des nouvelles orientations. Idéalement, elle devrait être de trois mois.

L'objectif est, par cette approche globale, d'apprendre à recadrer les pulsions et d'induire un comportement alimentaire plus en phase avec sa physiologie et son évolution personnelle. Une étude récente a aussi montré que le simple fait de penser, de « dévorer mentalement » un plat réduit ensuite son appétence lorsqu'il est présenté – une approche complémentaire qu'il est possible d'utiliser avant les repas pour éviter de trop manger.

À savoir :

• **En cas de pulsion alimentaire, apprendre à attendre, s'auto-refuser la nourriture quelques minutes** (5 à 10 minutes) en dehors du cadre défini des repas et collations. Réévaluer juste après mentalement ses besoins alimentaires. Si l'envie de manger perdure, le faire sans culpabiliser tout en s'orientant vers les aliments les moins caloriques possible.
• Avoir une **bonne estime de soi** et s'affirmer sans agressivité. Développer une vision positive.
• Évacuer stress et anxiété, notamment par **l'activité physique** et la détente.
Toute prise de nourriture aux moments établis doit l'être dans de bonnes conditions :
• Être **assis** pour manger, même les collations.
• **Prendre son temps** et bien mastiquer.

• Ne pas se distraire et rester suffisamment **concentré** sur l'acte de manger.
• Tenir un **carnet de bord** de tout ce que l'on mange.

L'importance fondamentale de l'alimentation maternelle et des perturbateurs endocriniens dans la prise de poids

L'IMPORTANCE DE L'ALIMENTATION MATERNELLE PENDANT LA GROSSESSE

Les preuves de l'importance de l'alimentation maternelle pour la santé du futur enfant et de l'adulte se sont accumulées. On savait déjà qu'un déficit d'apport en vitamine B9, ou acide folique, au moment de la conception et pendant la grossesse favorise l'apparition de malformations et notamment d'un défaut de soudure des vertèbres bien visible sur les radiographies à l'enfance et à l'âge adulte ; il s'agit de spina-bifida par défaut de fermeture du tube neural. Il a également été démontré que l'allaitement maternel améliore la nature des graisses dans le sang (profil lipidique) et diminue les risques d'hypertension artérielle. De plus en plus d'éléments scientifiques montrent que **l'apparition des maladies chroniques, dont l'obésité et le diabète, est en partie dépendante de ce que consomme la mère pendant la grossesse et échappe donc en grande partie à la volonté de celui qui les subit !** Il ne s'agit en aucun cas de culpabiliser les mères, mais de fournir des éléments permettant d'adapter réellement leur alimentation. Lorsqu'elle était secrétaire d'État, Nathalie Kosciusko-Morizet elle-même affirmait avec raison : « Une femme enceinte trouve plein d'informations sur la nécessité de ne pas manger de fromage au lait cru, mais rien sur les produits chimiques qu'elle doit éviter[2]. » Les pouvoirs publics et les autorités de santé ne semblent pas prendre vraiment la mesure de l'importance de l'alimentation à cette période cruciale de la vie. Ils ne mesurent pas la nécessité de mesures radicales pour protéger la femme enceinte.

Il faut prendre conscience, informer, améliorer la réglementation concernant tous les composés chimiques qui entourent la femme enceinte et parviennent jusqu'à l'embryon[3]. Cela concerne l'alimentation (pesticides, polluants et additifs divers insuffisamment évalués), mais aussi ce qui est hors alimentation (solvants des peintures, des produits ménagers, teintures répétées des cheveux, certains vernis à ongles). Par ailleurs, certaines attirances alimentaires pendant l'enfance sont pour partie liées à l'influence des arômes alimentaires reçus pendant la période embryonnaire, d'où l'importance de bien contrôler la qualité de son alimentation. Il faut redoubler de vigilance vis-à-vis des sodas, du gras, du chimique… très présents dans l'alimentation actuelle de type occidental, sauf à vouloir dès la naissance transformer son enfant en un futur client de fast-food…

Les phénomènes épigénétiques

Nous le savons tous : nous ne sommes pas égaux et certaines personnes grossissent plus que d'autres à quantité égale de nourritures ingérées. Plusieurs processus sont impliqués, dont des facteurs génétiques et épigénétiques.

L'alimentation et, au sens plus large, l'environnement façonnent le développement de l'embryon, de ses organes, de ses tissus. On a pensé pendant des décennies que seules les mutations de l'ADN et donc des gènes pouvaient modifier l'ordonnancement programmé du développement de l'embryon et ensuite se transmettre. En fait, on s'est aperçu que c'était beaucoup plus complexe. Ainsi, l'expression des caractères peut être modulée en fonction des facteurs environnementaux sans modification de l'ADN et, qui plus est, se transmettre ! Ce phénomène est appelé l'épigénétique.

Au regard de l'histoire de l'humanité et de l'évolution, c'est une façon remarquable de s'adapter rapidement à un nouvel environnement sans attendre les mutations génétiques, par essence longues à se mettre en place. Ce n'est donc plus la seule modification d'un ou plusieurs gènes formés à base d'ADN qui influe sur un « caractère » spécifique, le poids par exemple, mais aussi d'autres éléments. Le mécanisme épigénétique est lié à des réactions de remodelage des éléments autour des gènes (chromatine) et à une modification des facteurs de transcription. Tout cela est un peu complexe ; voici ce qu'il faut retenir : les phénomènes épigénétiques, en « pianotant » sur le génome, influent sur l'expression des caractères, au sens biologique du terme, de chaque individu ainsi que sur le surpoids, l'obésité et diverses maladies. L'épigénétique, modulable par les facteurs environnementaux, est à la fois transmissible et potentiellement réversible ; elle cohabite avec le code génétique bien connu. Ce phénomène représente finalement la clé de la compréhension de l'adaptation de l'homme à son environnement, mais aussi à l'émergence actuelle de diverses maladies chroniques. L'épigénétique a probablement permis de sauver les hommes, car, historiquement, en cas de disette en Europe, devait se mettre en place un système dit d'épargne énergétique qui privilégiait l'approvisionnement de certains organes vitaux afin de les protéger (cerveau, foie), ce qui a assuré la survie de l'espèce. À l'inverse, de nos jours, un individu peut devenir obèse, mais aussi diabétique, malgré lui à cause de l'alimentation trop riche et inadaptée de sa mère pendant la période de gestation.

Ainsi, le choix de la nourriture va moduler l'expression de gènes de la mère en période de grossesse et peut malheureusement programmer, par un processus épigénétique, un terrain favorable au développement d'un diabète et de surpoids dont le futur adulte n'est pas responsable. À cela s'ajoute l'exposition actuelle aux perturbateurs endocriniens qui aggrave encore la situation.

Les perturbateurs endocriniens

Les perturbateurs endocriniens sont des molécules qui miment les hormones et interfèrent avec celles-ci sur le plan métabolique. Elles peuvent entraîner même à très faible dose une altération du fonctionnement de l'organisme et participer au développement du surpoids, de diabètes, induire des stérilités, des troubles du comportement, notamment chez les enfants. Ces perturbateurs endocriniens, où les trouve-t-on ? Dans de multiples composés chimiques comme certains plastiques (Bisphénol A, phtalates...), mais aussi dans différents pesticides. C'est pourquoi il est problématique de les trouver, sous forme de résidus, dans les aliments. De multiples produits chimiques issus de l'industrie en contiennent aussi (alkylphénols, tributylétain...). Attardons-nous plus particulièrement sur l'un d'eux, le désormais fameux Bisphénol A.

Le Bisphénol A ou BPA est présent dans certains plastiques qu'il contribue à rendre solides. On en trouve encore malheureusement dans certains plastiques alimentaires et, jusqu'à une période récente, dans les biberons. Problème : cette molécule, ressemblant à celle des œstrogènes, perturbe le métabolisme, et on l'accuse de plus en plus de favoriser l'émergence des maladies que nous venons de citer, mais aussi de favoriser une sensibilité accrue à certains cancers. Le Réseau Environnement Santé a sensibilisé les parlementaires, qui ont décidé de suspendre la commercialisation des biberons qui en contenaient. C'est une première étape, mais il faut bien sûr interdire sa présence dans l'ensemble des plastiques alimentaires et le revêtement des cannettes. Le Bisphénol A est en effet aussi présent dans les revêtements internes de certaines boîtes de conserve et dans les cannettes sous forme de résine époxy à des concentrations très variables. L'importance de leur présence, ensuite, dans le contenu alimentaire dépend de plusieurs facteurs dont la chaleur, mais nulle part n'est indiqué leur taux. Bien sûr, il existe une réglementation, des doses à ne pas dépasser dans le contenu alimentaire, mais sont-elles toujours bien respectées ? Et surtout, ne faut-il pas revoir cette dose (50 µg/kg/jour) à la baisse, comme le préconise le Réseau Environnement Santé, qui propose tout simplement de les interdire dans les plastiques alimentaires ? L'argumentation scientifique que nous avons portée et développée au nom du RES (André Cicolella, conseiller de l'Institut national de l'environnement industriel et des risques – INERIS – à l'Assemblée nationale, Gilles Nalbone de l'INSERM et moi-même au Sénat pour un des groupes parlementaires) s'appuyait sur l'ensemble de la littérature scientifique fiable et pas, comme certains « experts », sur une lecture sélective des études. Évidemment, les industriels ont mené une contre-offensive vigoureuse en minimisant le risque et en soulignant que les études portaient sur les animaux. Mais des études, dites épidémiologiques, existent aussi chez l'homme. De plus, il faut dire et redire que certaines expériences faites chez l'animal ne pourront jamais, pour de simples questions éthiques, se faire chez l'homme à moins de vouloir transformer les femmes enceintes et les embryons humains en cobayes, ce qui est éthiquement inconcevable. D'où l'étonnement de la dérive du discours de certains scientifiques qui insistent sur le fait que « rien n'est prouvé chez l'homme ». Que certains défendent l'industrie du plastique et du pétrole est strictement leur droit, surtout s'ils peuvent en être les consultants rémunérés, même occasionnels, mais pas de cette façon sibylline et sans informer, ou insuffisamment, de possibles conflits d'intérêts.

En octobre 2010, l'EFSA a considéré qu'il n'y avait pas lieu de revoir la dose admissible de Bisphénol A autorisée dans l'alimentation. Le rapport indiquait tout de même : « Certaines études récentes font état d'effets indésirables chez les animaux exposés au BPA [...]. Ces études font apparaître des modifications biochimiques au niveau du système nerveux central, des effets sur le système immunitaire et une sensibilité accrue au cancer du sein... Actuellement, la pertinence de ces résultats par rapport à la santé humaine ne peut être évaluée. »

Ainsi, l'EFSA elle-même reconnaissait des anomalies chez les animaux exposés, mais pour les humains et particulièrement les femmes enceintes, elle semblait considérer qu'il n'y avait pas encore suffisamment d'anomalies pour conclure ! Faut-il en déduire que plus les femmes enceintes absorberont du BPA, mieux on pourra évaluer les effets sur la « santé humaine » et que cela facilitera la tâche des experts ? Toujours est-il que, contrairement à l'avis de l'EFSA, les pays de l'Union européenne ont décidé d'interdire la production à partir du 1er mars 2011, puis, au 1er juin, l'importation et la commercialisation des biberons en plastique contenant du Bisphénol A.

Depuis, grâce à la détermination du Réseau Environnement Santé et à la lucidité des parlementaires, il est apparu comme évident d'interdire le Bisphénol A dans les biberons. Tant mieux, mais ce produit ne pose pas des problèmes que dans les biberons. La femme enceinte et allaitante transmet aussi du Bisphénol A lors du contact avec certains plastiques alimentaires et des revêtements de boîtes de conserve. Le Bisphénol A, par rapport aux POP (polluants organiques persistants, comme la dioxine, les PCB...), dont certains sont aussi des perturbateurs endocriniens, a cependant la propriété de ne pas s'accumuler dans l'organisme : autrement dit, on l'élimine vite – ce qui ne l'empêche pas de faire des dégâts dans l'organisme.

Le Bisphénol A est un cas d'école mettant en évidence l'insuffisance de certains experts qui ne prennent pas en compte de façon exhaustive les études et n'en donnent pas toujours une interprétation appropriée. Un des moyens les plus efficaces pour éviter ces dérives serait qu'à chaque décision la responsabilité individuelle des experts soit engagée, et non celle du groupe.

LISTE DES DIVERS PERTURBATEURS ENDOCRINIENS

Pesticides	Certains insecticides, fongicides, herbicides, raticides, nématocides…
Produits chimiques issus de l'industrie	Alkylphénol, Bisphénol A, phtalates, tributylétain…
Produits pharmaceutiques	Promoteurs de croissance, ancien DES…
Naturel	Soja : génistéine, daïdzéine Mycotoxine des céréales : zéaraléone

Outre le Bisphénol A, d'autres sources de perturbateurs endocriniens existent comme les phtalates présents aussi dans d'autres types de plastiques pour les assouplir. Ils ont comme effets, entre autres, de favoriser l'asthme, certaines stérilités mais aussi le surpoids et l'obésité en activant la formation de tissu adipeux selon certaines études. Enfin, une étude récente tend à démontrer qu'« une exposition fœtale déclenche une prise de poids rapide immédiatement dans la période postnatale » en cas d'exposition prénatale à certains pesticides.

Cela souligne clairement que l'impact des perturbateurs endocriniens a été insuffisamment pris en considération par les pouvoirs publics. Heureusement, la situation évolue.

Chez la femme enceinte, un nombre important de molécules chimiques passe à travers le placenta, ce qui a de sérieuses conséquences pour l'embryon et la santé du futur enfant, au-delà des problèmes de poids. Il faut donc limiter l'exposition aux perturbateurs endocriniens. C'est devenu une urgence absolue. Cela peut se faire individuellement comme nous le démontrons, mais les pouvoirs publics ont une responsabilité pour la réduire collectivement par une réglementation adaptée, en particulier une réduction drastique de l'utilisation de certains composés chimiques, une maîtrise imposée des produits issus de l'industrie…

Faisons nôtre l'analyse du sénateur américain John Kerry : « L'inertie a un coût pour la société qui inclut les frais de prise en charge médicale de ces maladies chroniques, la perte de productivité, l'altération de la fertilité, une qualité de vie compromise pour les personnes touchées ainsi que pour leur famille et leur communauté ; la prévention est donc la solution. Promouvoir la santé de la famille et la perpétuation de l'espèce humaine en tant qu'objectif national primordial, tout en reconnaissant que, pour protéger l'embryon, le fœtus et le nourrisson pendant leurs phases de développement les plus vulnérables, le corps des parents doit être exempt de PE [perturbateurs endocriniens] avant la conception, pendant la gestation et durant la lactation[4]. »

L'homme est aussi en contact avec des perturbateurs endocriniens naturels (soja, mycotoxine...), nous y reviendrons.

Les sources de prise de poids « involontaire » peuvent être liées à des processus épigénétiques, aux expositions à des perturbateurs endocriniens, mais aussi être la conséquence de manipulations hasardeuses des bactéries du côlon ou gros intestin. La flore digestive, on va le voir, joue un rôle majeur.

Des bactéries qui font grossir, l'importance de la flore intestinale et les risques des probiotiques

L'INFLUENCE DES BACTÉRIES DU CÔLON SUR LE POIDS

Le microbiote

La « flore » intestinale, appelée microbiote, est un ensemble de bactéries présentes dans l'intestin et utiles à l'organisme. Elle est formée de 100 milliards de bactéries, vous avez bien lu 10^4, ce qui correspond à un poids d'environ 2 kg. Au niveau du côlon ou gros intestin sont ainsi hébergées de multiples espèces de bactéries (plusieurs centaines d'espèces différentes) avec un socle commun de bactéries qui dépendent en partie des populations et de leurs origines géographiques. Les Asiatiques, par exemple, ne transforment pas le soja exactement comme les Occidentaux au niveau intestinal. Une partie des bactéries est aussi spécifique à chaque personne. Autrement dit, il y a une identité bactérienne – et une odeur – propre à chaque individu, mais l'ensemble du microbiote est influencé par l'alimentation et, comme vous le savez tous, également par la prise de certains médicaments comme les antibiotiques. Ainsi l'absorption de pénicilline détruit une partie du microbiote, d'où la prise souvent concomitante d'ultralevure® qui permet de rééquilibrer cette flore.

Cette flore assure la digestion, a un rôle essentiel dans le maintien des défenses immunitaires de l'organisme, du taux de cholestérol (production de gaz butyrate influençant le taux de cholestérol sanguin), elle produit également des vitamines B et K. Au niveau des bactéries, schématiquement, deux grands groupes dominent : les firmicutes et les bactéroïdètes. Il y a de multiples études en cours et un grand projet de séquençage du génome bactérien de l'intestin humain. Tout déséquilibre de cette flore a des effets non négligeables sur la santé, avec majoration du risque d'allergie, de multiples maladies, notamment inflammatoires, etc.

Parallèlement, cette flore évolue au cours de l'âge. L'intestin, qui est stérile à la naissance, va vite être colonisé par différentes bactéries et on note une différence de flore en fonction du type de nourriture. Le profil bactérien du nourrisson allaité n'est pas le même que celui du bébé nourri avec les préparations lactées industrielles, mais petit à petit, au cours des premiers mois, les différences s'estompent. Progressivement, et dès l'âge de deux ans, on considère que le microbiote est proche de celui de l'adulte. En avançant en âge, la flore se modifie et chez la personne âgée par exemple, il y a une diminution de concentration des bifidobactéries – ce qui n'a pas été observé chez Jeanne Calment, est-ce un des secrets des centenaires ?

Ce microbiote, il est aisé de le manipuler avec des conséquences qui ne sont pas toujours favorables.

Des manipulations bactériennes pas toujours anodines

Comment faire grossir plus vite un cochon ou un poulet ? Les industriels le savent bien ; en incluant dans leurs rations certains types de bactéries, comme l'indique le Pr Didier Raoult qui dirige le laboratoire de virologie à l'hôpital de la Timone à Marseille. « En 2008, une de nos études a fait du bruit. Nous avions en effet observé des poussins issus d'une même poule : ceux auxquels nous avions injecté une bactérie *Lactobacillus fermentum* utilisée dans l'industrie laitière étaient, après six mois de croissance, 30 % plus gros que les autres. Ce n'était pas une énorme surprise. Voilà plus de cinquante ans que les éleveurs utilisent ces probiotiques et aussi des antibiotiques pour doper la croissance des animaux d'élevage et les engraisser[5]. » Le Pr Didier Raoult n'est autre que le lauréat du Grand Prix INSERM 2010. Ainsi, effectivement, en manipulant la flore intestinale, c'est-à-dire le subtil équilibre de bactéries présentes au niveau du côlon ou gros intestin, on peut agir sur le poids des individus. L'expérience suivante a été faite : prenez deux souris, l'une obèse, l'autre mince. Transférez la flore bactérienne de la première à la seconde. Sans manger davantage, la souris mince deviendra obèse… Autrement dit, une composition bactérienne inadaptée de la flore favorise le surpoids et l'obésité.

Chez l'homme, on a aussi remarqué que le profil bactérien intestinal des obèses présentait plus de firmicutes et moins de bactéroïdètes que la normale. La question qui se pose au-delà de ce qui vient d'être énoncé est de savoir ce qui favorise le dérèglement de la flore. Une équipe de l'INSERM[6] a démontré chez l'animal – mais pour l'homme tous les éléments sont réunis pour suggérer que les processus sont identiques – qu'une alimentation trop riche en graisse a un impact négatif sur la flore digestive[7]. Cela se surajoute à l'excès d'apport calorique par les corps gras.

Une alimentation industrielle de type « occidental » riche en gras et en sucre (sucre ajouté) suffit expérimentalement à provoquer une modification de la flore bactérienne intestinale qui favorise directement surpoids et obésité avec l'augmentation du tissu adipeux et la modification des taux sanguins de sucre.

On a là une explication supplémentaire au fait que certaines personnes, sans forcément manger beaucoup – mais mal –, grossissent. Leur tissu graisseux se développe, entre autres, en raison d'un dérèglement bactérien intestinal. La conclusion est simple : évitez cette alimentation de type occidental et ne laissez surtout pas les industriels manipuler votre flore, ce qu'on vous propose pourtant quotidiennement par les publicités vantant les mérites de compléments nutritionnels et de certains produits laitiers. Présentés comme bons pour la santé, ces aliments ne le sont pas forcément. Heureusement, certaines bactéries n'ont pas d'effets, pourtant tant vantés, pour une simple raison : par exemple, la « bactérie *Lactobacillus bulgaricus* utilisée est détruite par l'estomac » (Pr Didier Raoult). Cela laisse d'ailleurs songeur sur toutes ces annonces de femmes disant, dans des publicités, avoir vu leur digestion améliorée par la consommation de tel ou tel produit. Dires repris et parfois perçus comme des études, et donc des preuves ! Il est normal que de multiples bactéries soient rapidement détruites après leur ingestion grâce à l'acidité qui règne dans l'estomac ; il s'agit d'ailleurs d'un système de défense de l'organisme contre les micro-organismes (bactéries, microchampignons néfastes) qui colonisent l'environnement et les aliments. Certaines bactéries, notamment en fonction de leur nombre, arrivent néanmoins à passer à travers l'acide chlorhydrique de l'estomac, les diverses enzymes destructrices du tube digestif et parviennent enfin au gros intestin. Au sens plus large, on a tendance à les appeler « probiotiques », mais, au strict sens réglementaire, les probiotiques doivent produire un effet « bénéfique pour la santé ». En fait, certaines de ces bactéries faussement appelées « probiotiques » peuvent se révéler dangereuses. Ainsi, une souche avait été expérimentée pour traiter les personnes ayant une inflammation aiguë du pancréas (pancréatite aiguë) par une équipe des Pays-Bas[8] : ce fut un désastre, les personnes décédaient plus vite avec cette souche, qui fort heureusement ne s'est jamais retrouvée dans l'alimentation humaine. Cela démontre que les effets de différentes bactéries considérées comme des probiotiques au sens large peuvent être tout à fait délétères. Force est de constater qu'il est indispensable que les souches soient bien analysées et leurs effets sur la santé parfaitement maîtrisés. La plus grande prudence ne s'impose-t-elle pas ?

Or, dans ce domaine, on est un peu effrayé par ce qui se prépare. Pour les enfants prématurés par exemple, des souches bactériennes sont en train d'être élaborées pour accélérer leur croissance et les faire grossir ! Faut-il jouer aux apprentis sorciers, car connaîtra-t-on les effets sur le long terme ? Finalement, s'il y a des bactéries à effets probiotiques à prendre sans danger, ce sont, en l'état de nos connaissances, tout simplement celles de la croûte des fromages comme le camembert, le brie, etc., ou les persillés comme le roquefort, le bleu d'Auvergne, la fourme d'Ambert, le bleu de Bresse avec leurs moisissures et ferments... Mais attention bien sûr à ne pas trop en consommer à cause de leur apport calorique important sous forme de matière grasse.

Il faut donc particulièrement se méfier de ces probiotiques et des « alicaments », néologisme inventé par les industriels. Ces derniers agissent subtilement, notamment en « médicalisant » leurs produits. On « médicalise » un produit en lui prêtant des vertus qui ne font pas toujours consensus et on envoie des armées de « délégués » – 60 en France pour un grand groupe industriel – visiter de multiples médecins. Chaque délégué voit six médecins par jour, soit 3 600 médecins vus en dix jours ; en un an, 1 314 000 visites auprès des médecins sont effectuées. Gageons que l'immense majorité d'entre eux exercent leur sens critique...

Les solutions pour rééquilibrer la flore digestive

Les manipulations de la flore et une alimentation inadaptée provoquent ce que l'on appelle une dysbiose, c'est-à-dire un déséquilibre de la flore digestive ou microbiote. Nous avons vu qu'une alimentation de type occidental est un facteur de dérèglement, mais un régime hyperprotéiné est également source d'une modification de la flore : à terme, cela a de multiples conséquences et peut provoquer de nombreux troubles ou maladies. Si l'obésité est une maladie plurifactorielle, il faut tenir compte du rôle de la flore, sans le surestimer ni le sous-estimer. La seule solution pour bien équilibrer la flore digestive est de lui fournir des prébiotiques. Ce sont des substrats – des fibres alimentaires des végétaux – qui nourrissent les bactéries naturellement présentes dans le côlon. La consommation abondante de végétaux apporte les éléments nutritifs nécessaires et aussi, pour l'organisme, ces vitamines et minéraux dont nous avons tant besoin. Cette alimentation qui assure un bon équilibre de la flore, on la trouve dans celle que nous préconisons, celle du chasseur-cueilleur.

> *À savoir :*
> Gardez votre appendice intestinal ! On enlève parfois par excès l'appendice – en cas d'appendicite –, or il ne faudrait le faire que dans les cas certains d'inflammation ou d'infection. L'appendice est très utile car il s'agit d'un réservoir de « bonnes bactéries ». Lors d'agressions par d'autres bactéries indésirables, les bonnes bactéries de l'appendice les neutralisent. C'est un stabilisateur physiologique qui agit également en cas de déséquilibre de la flore intestinale.

L'activité physique fait-elle maigrir ?

Oui, répond-on spontanément. Et même, aurait-on envie d'ajouter, plus on fait du sport, mieux c'est. Il faut cependant nuancer un peu ces assertions, l'essentiel étant en revanche de lutter contre la sédentarité de façon adaptée.

LUTTER CONTRE LA SÉDENTARITÉ

On le sait bien, la sédentarité est un des facteurs bien identifiés favorisant le surpoids et l'obésité. Comment mesurer cette sédentarité ? En calculant le temps passé devant un écran à domicile, en dehors du travail, qu'il soit de télévision ou d'ordinateur. Il faudrait idéalement compenser cette période par une activité physique modérée, équivalente à la moitié du temps passé devant l'écran. Posons l'équation : Durée d'activité physique modérée quotidienne = Temps devant un écran à domicile divisé par 2.

Cette règle n'est pas toujours facilement applicable pour ceux qui travaillent et notamment les femmes ayant de jeunes enfants et une activité professionnelle prenante. Néanmoins, toute forme d'activité doit être encouragée, ne serait-ce que la marche pour aller à son travail, faire ses courses et bien sûr participer à des randonnées le week-end.

Une autre façon simple de déterminer son degré de sédentarité est d'avoir un podomètre. Celui-ci mesure le nombre de pas effectués. En-dessous de 3 000 pas par jour, on se situe dans la zone des sédentaires et il faut dépasser les 10 000 pas pour être dans la bonne zone de recommandation d'activité physique optimale[9]. On trouve facilement ces appareils dans tous les magasins d'articles de sport.

Niveau d'activité – Objectif	**Nombre de pas/jour**	**Temps d'activité physique modérée par jour***
Inactivité importante	Moins de 3 000	Inférieur à 15 minutes
Activité faible	3 000 – 6 000	15 à 30 minutes
Recommandation d'activité physique pour la population générale	Plus de 10 000	Supérieur à 30 minutes

* En se consacrant à une activité physique réelle. (Adaptation du tableau de Leermakers E.A. et coll.)

L'importance de l'activité physique modérée

Toutes les données sont consensuelles et vont dans le même sens : la pratique d'une activité physique modérée constitue un bénéfice net pour la santé. Par « modéré », on peut entendre :

– au moins 30 minutes ou équivalent de marche active, si possible tous les jours ;

– toute activité peut être fractionnée dans la journée.

Plus l'activité physique dure longtemps, plus l'organisme choisit de trouver son énergie dans les graisses plutôt que dans le sucre, qui est fourni au niveau des muscles et du foie. Après 20 minutes environ d'effort physique (mais cette durée est variable selon les personnes et le degré d'entraînement), on puise dans le substrat gras, notamment issu du tissu adipeux. Ainsi, faire trois quarts d'heure à une heure d'une activité physique tous les deux ou trois jours est fort profitable.

Quelles sont les limites à ne pas dépasser dans l'effort physique ? Deux mesures simples sont recommandées : ne pas être trop essoufflé, c'est-à-dire concrètement être capable de parler à son compagnon de course, de vélo ou de diverses activités en salle… pendant l'effort. Le deuxième est de prendre son pouls. Ainsi, la mesure de la fréquence cardiaque (FC) maximale permet de se fixer des limites à l'effort. Il faut calculer ainsi : FC = 220 – âge. À 40 ans, vous pouvez aller jusqu'à 180 de fréquence cardiaque maximale et ne pas dépasser 160 à 60 ans. Évidemment, ces mesures sont approximatives et dépendent de la capacité physique de chacun et, bien sûr, du degré d'entraînement, mais elles donnent une idée générale.

Les hommes ont été programmés pour avoir une activité physique régulière et surtout passer un large temps quotidien en extérieur, à l'air libre. Une des preuves est d'ordre biologique : l'essentiel de la vitamine D est synthétisé par la peau à partir des rayons du soleil. La vitamine D sert à solidifier les os, et tout déficit, comme le suggèrent différentes études, pourrait accroître la vulnérabilité à différentes maladies cardio-vasculaires et aux cancers notamment. Or, aujourd'hui, environ 75 % de la population est considérée comme déficitaire en cette vitamine, ce qui nécessite un apport médicamenteux, l'alimentation courante n'étant pas particulièrement riche en vitamine D. Autrefois, plus de 80 % de la population était rurale et travaillait dans les champs ; le reste de la population, et notamment les nobles, était aussi souvent dehors, à la chasse ou à la guerre ! De nos jours, il est important de ne pas se laisser enfermer dans le confinement des transports, du bureau et de son appartement ou maison. Calculez le temps réellement passé dehors à la luminosité directe. Que de surprises ! Nombreux sont ceux en effet qui n'y passent même pas une heure par jour, surtout en ville avec la triade « métro, boulot, dodo ».

À savoir :

Quelle activité physique pratiquer pour contrôler son poids et améliorer sa santé ?

- Le week-end : randonnée, cyclotourisme, piscine... selon ses goûts.
- 2 ou 3 fois par semaine : en cas de sédentarité importante, commencer par une réadaptation à l'effort avec un kinésithérapeute. Sinon, activité physique en salle (musculation, fitness, piscine), ou de plein air (marche active, vélo, course à pied…).
- Tous les jours : prendre soin de bouger, ne pas prendre l'ascenseur, se garer loin de son lieu de rendez-vous, etc.

SURMONTER LES OBSTACLES À LA MISE EN PRATIQUE D'UNE ACTIVITÉ PHYSIQUE

Se mettre à pratiquer une activité physique n'est pas facile. Comment surmonter les obstacles, essentiellement psychologiques, qui peuvent nous freiner ?

– *Je n'ai pas le temps*. Il s'agit parfois d'une réalité, notamment pour les mères de famille avec des enfants en bas âge, mais aussi d'un alibi commode. Il est toujours possible d'avoir une activité physique dans la journée, à majorer les week-ends.

– *Je suis fatigué*. Effectivement, bouger en cas de fatigue, quelle qu'en soit la nature, n'est pas toujours aisé. Néanmoins, la fatigue psychologique, largement présente, cède aux activités physiques, qui, lorsqu'elles sont régulières et soutenues, assurent un mieux-être. L'activité physique, lorsqu'elle est suffisamment intense, libère des substances appelées endorphines qui sont notre propre morphine interne. Elles assurent une fonction antalgique de lutte contre la douleur musculaire et articulaire, mais aussi de bien-être. On peut arriver à un état presque euphorique, d'où, chez les sportifs d'assez haut niveau, un état quasiment de manque en cas d'immobilisation soudaine et forcée comme lors de traumatismes (entorses ou fractures).

– *Je n'ai pas vraiment envie*. La motivation insuffisante est probablement l'obstacle majeur, dans la mesure où on ne ressent pas toujours un bénéfice immédiat à l'activité physique. Dès lors, cela peut être vécu comme une contrainte, mais il faut persévérer pour en tirer un bénéfice. C'est la régularité, mais aussi la durée de l'activité physique qui permettent de sentir un réconfort, puis vient naturellement le besoin de poursuivre. Pour vous motiver, pourquoi ne pas lire *Autoportrait de l'auteur en coureur de fond*, livre du célèbre auteur japonais Haruki Murakami ?

– *Choisissez une activité appropriée*. Le succès vient aussi du bon choix de l'activité physique qui doit plaire et ne pas être imposée. Il est indispensable de ne pas s'épuiser lors de la pratique, qui doit être douce pour être efficace mais régulière, l'intensité n'étant pas, comme nous l'avons souligné, un gage de réussite. Cette perception de l'intensité de l'activité physique est, bien sûr, différente d'une personne à l'autre. Pour certains, elle peut être d'une heure par jour sur un rythme assez soutenu, pour d'autres, surtout avec un faible entraînement, la première demi-heure de course à pied, si elle est trop soutenue, peut déjà être épuisante. Il faut que les activités soient adaptées aux efforts que vous êtes capable d'accomplir et votre médecin traitant cardiologue ou un médecin du sport pourront vous conseiller utilement.

L'exercice physique assure un meilleur équilibre psychique, et il s'agit même d'une thérapeutique à part entière pour aider à juguler de nombreux troubles ou maladies et réduire le risque de pathologies chroniques comme l'hypertension artérielle, le diabète…

Les dépenses énergétiques sont variables lors de l'exercice physique, mais seuls les sportifs de haut niveau ont des besoins jusqu'à trois fois plus importants qu'en situation habituelle : 6 000 Kcal au lieu des 1 900 en moyenne pour les femmes et 2 400 pour les hommes habituellement. Dans le cas spécifique de ces sportifs de compétition, les apports alimentaires sont plus substantiels, mais doivent respecter un bon équilibre alimentaire.

Un des enjeux majeurs de l'activité physique est de participer à assurer un comportement adapté vis-à-vis de la nourriture. Les sensations de faim et de rassasiement sont mieux ressenties, ce qui oriente spontanément vers un meilleur équilibre nutritionnel. Par ailleurs, lorsqu'on a été amené à perdre du poids dans le cadre d'un excès pondéral, **le maintien de la perte de poids est souvent difficile à assurer s'il n'y a pas d'activité physique.** Comme le soulignait récemment un rapport de l'ANSES, « il est clairement établi que l'activité physique joue un rôle important pour obtenir la stabilisation pondérale. Le niveau de preuve scientifique pour cet effet préventif de l'activité physique dans la prévention de la reprise de poids après régime est élevé ».

– Attention au sport intense : il y a de multiples risques, cardiaques mais aussi traumatiques. Le risque est majoré de lésions des muscles, tendons, os, et peu de professeurs de gymnastique et de grands sportifs en sont indemnes. L'activité physique très intense accroît aussi les besoins en oxygène et, paradoxalement, le vieillissement des cellules par la formation accrue de ce qui est appelé les « radicaux libres ». En se formant en excès, ils abîment les cellules de l'organisme en se comportant comme de véritables obus. Une alimentation riche en fruits et légumes permet, grâce aux antioxydants qu'ils contiennent, de participer à les neutraliser. Avec une activité modérée, on évite cet excès de formation de radicaux libres et on n'en tire que des bénéfices santé, dont celui de limiter la présence de la masse grasse.

– Attention à la folie des compléments alimentaires proposés en salles de sport.

Avoir une activité physique est tout à fait recommandable, notamment coaché dans une salle de sport. En revanche, ce qui l'est moins, c'est cette folie de consommation des compléments alimentaires pour soi-disant améliorer sa masse musculaire, avoir une belle peau, être en forme… Tout cela n'est pas fondé et les études parfois invoquées sont généralement peu fiables. Ne tombez pas dans ces pièges. Un trouble qui perdure ne se soigne pas par les compléments mais en fonction de l'avis de votre médecin ; il ne doit pas non plus occasionner de retard au diagnostic, quelle que soit l'anomalie que vous pouvez ressentir. Quant aux éléments nutritionnels et micronutritionnels dont vous avez besoin, vous les trouvez tous dans les aliments en les choisissant judicieusement. L'engouement pour le coaching par des compléments alimentaires et des cocktails de vitamines et d'acides aminés peut être redoutable, parfois tout à fait préjudiciable sans avis médical.

CHAPITRE 5

Comment maîtriser son poids ?

Pourquoi est-on en surpoids ? On l'a vu, certaines causes sont peu connues, comme l'exposition aux perturbateurs endocriniens ou le déséquilibre de la flore digestive. Voici les causes de surpoids que vous pouvez maîtriser et celles sur lesquelles vous avez moins de prise.

Ce que vous pouvez contrôler

DIMINUER LA TAILLE DES PORTIONS

C'est un enjeu essentiel pour mieux contrôler son poids. On peut toujours moins remplir son assiette. Placez-y donc beaucoup de légumes pour donner une impression de volume ou mettez le contenu alimentaire dans une petite assiette qui sera placée ensuite dans une grande. À l'œil, on a une impression satisfaisante en termes de quantité. Plus la taille des portions augmente, plus le cerveau semble sous-estimer l'apport calorique. Par ailleurs, il est bien sûr nécessaire de diminuer la part des produits gras et sucrés (sucre ajouté), les plus riches énergétiquement.

Manger trop vite conduit inexorablement au surpoids

Homme ou femme, le constat est le même : quand on mange trop vite, on grossit. Souvent, ceux qui mangent vite mangent également trop. Il faut alors réapprendre progressivement à manger lentement. Plusieurs techniques existent : se préparer mentalement avant le repas, faire une pause entre chaque plat, s'arrêter quelques instants au milieu de ceux-ci…

Réduire la charge calorique des repas en buvant deux verres d'eau avant chaque repas

Une étude a montré que le fait de boire deux verres d'eau avant chaque repas incite à une moindre consommation alimentaire, de l'ordre de 75 à 90 Kcal par repas[1], et que le rassasiement survient plus vite. Vous avez tous constaté que le fait de prendre deux verres d'eau à la fin d'un repas peut donner la sensation d'avoir « trop mangé », alors autant les boire avant pour limiter les apports alimentaires. Ce sont des petits gestes simples qui souvent aident à gérer facilement son poids. Nous préconisons cette mesure systématiquement avant le repas.

Le risque des repas déstructurés

Des repas pris à des horaires anarchiques, à cause par exemple d'horaires de travail décalés ou d'un certain mode de vie, modifient les composantes physiologiques internes et favorisent le surpoids. Les rythmes biologiques désynchronisés engendrent souvent l'excès d'apports alimentaires. La régularité des prises alimentaires et le calme qui devrait les entourer sont une condition importante d'une bonne maîtrise du comportement alimentaire et du poids.

Limiter la consommation de graisses alimentaires

Plus on consomme de produits gras, plus on est attiré par eux, car la satisfaction gustative s'émousse, on l'a vu, et il faut la compenser par un apport supplémentaire en gras dont la valeur calorique est élevée (9 Kcal pour 1 g de lipides). La flore digestive se modifie et certaines graisses déséquilibrent davantage le métabolisme (acides gras trans) que d'autres qui ont plutôt un effet correcteur (acides gras oméga 3). Perdre l'habitude de manger du gras nécessite un déconditionnement et un apprentissage. Schématiquement, la consommation à volonté de fruits frais et légumes aide à ce déconditionnement comme cela est longuement détaillé plus loin.

Ne pas abuser du sel

L'excès de consommation de sel fait grossir de façon indirecte. Il stimule la soif, notamment des enfants, et ceux-ci ne boivent malheureusement pas que de l'eau, mais divers jus industriels chargés en sucre ou en édulcorants qui participent à favoriser les problèmes de surpoids et d'obésité. Réduire sa consommation de sel est possible en diminuant la consommation de produits industriels et de conserves : la majorité du sel consommé provient de produits transformés et de la consommation de pain.

Limiter la consommation de boissons sucrées et light

Une cannette de soda peut apporter l'équivalent de 5 ou 6 morceaux de sucre, et, depuis de nombreuses années, des chercheurs ont attiré l'attention sur la dérégulation des sensations de faim et de rassasiement avec la consommation de boissons sucrées (sodas, jus de fruits industriels). Le consensus scientifique – par le biais de ce que l'on appelle une méta-analyse – incite à « encourager à limiter la consommation de boissons sucrées et opter pour des alternatives saines, comme l'eau, pour réduire le risque de maladies chroniques liées à l'obésité »[2]. Quant aux boissons light, elles peuvent, selon certaines études, favoriser le surpoids par différents mécanismes de compensation ainsi que par des troubles de la régulation des apports alimentaires. Ce n'est donc pas toujours la charge calorique d'un produit qui doit être évaluée, mais bien les troubles du comportement qu'il peut induire.

Les nuits courtes majorent le risque de surpoids

Un temps de sommeil nocturne raccourci est associé à un risque de développement de surpoids, voire d'obésité, aussi bien chez l'enfant que chez l'adulte. Une des principales substances en cause est la ghréline, hormone sécrétée par l'estomac qui stimule l'appétit. Elle est sursécrétée en cas de dette de sommeil nocturne, la sieste ne compensant pas le dérèglement engendré. Chez l'enfant, la période d'âge préscolaire semble la plus cruciale et à risques dans la relation entre manque de sommeil et développement futur d'une obésité.

Le stress chronique fait grossir

Il a été bien identifié que les situations de stress chronique peuvent induire une augmentation de la masse grasse et agir sur le métabolisme. Ces situations se rencontrent de façon parfois banale « en cas de désaccords avec son patron, d'accès de rage répétés au volant... », selon les chercheurs qui en ont identifié les mécanismes[3]. Il est donc conseillé de tout faire pour éviter de telles situations. L'activité physique suffisamment soutenue est un bon antidote (sécrétion d'endorphine), tout comme la consommation régulière de produits contenant des acides gras oméga 3 (maquereau, sardine, huile de noix, de colza) et du magnésium (légumes et fruits secs dont la châtaigne, pourquoi pas un peu de chocolat occasionnellement).

Prudence avec les probiotiques

Tout déséquilibre de la flore digestive (bactéries du côlon) peut favoriser le développement du surpoids, comme on l'a vu plus haut, et la consommation de probiotiques peut ne pas être anodine. Le bon équilibre de la flore digestive, c'est la consommation d'aliments riches en fibres végétales : fruits et légumes frais avec leur peau (produits bio), et fruits et légumes secs selon la tolérance digestive.

Limiter l'exposition aux polluants organiques persistants et aux divers perturbateurs endocriniens

Il est possible de limiter le risque d'exposition à certains pesticides qui sont des perturbateurs endocriniens et à divers polluants. Le tableau ci-après donne des clés faciles à mettre en application et à diffuser largement dans votre entourage.

Principales sources des perturbateurs endocrininens	Comment les éviter
Pesticides	Consommer bio
Bisphénol A (polycarbonate, époxy) et phtalates	Ne pas utiliser : – récipients plastiques (ne choisir que ceux ayant les chiffres 2, 4 ou 5 dans un petit triangle) – boîtes de conserve (à cause de certains revêtements) – boissons en cannette
PFOA ou perfluoré (revêtement antiadhésif de certaines poêles)	Utiliser les poêles avec des fonds en céramique et celles annoncées sans PFOA, et, pour les casseroles, privilégier l'inox et les contenants en grès ou fonte
POP ou polluant organique persistant (dioxine, PCB…)	Éviter la surconsommation de viandes et charcuteries grasses, également de poissons gras
Soja	Éviter sa consommation en excès sous forme de lait, yaourt au soja, tofu…
Pain et dérivés de céréales	Pas d'excès

Pour en savoir davantage :

• Il existe plusieurs types de pesticides, certains d'entre eux sont des perturbateurs endocriniens qui peuvent agir à très faible dose. En ingérer plusieurs à la fois majore les risques. Heureusement, les nouvelles molécules ne sont pas bioaccumulables. Pour limiter le risque d'exposition aux pesticides, il suffit de consommer des produits bio qui contiennent par définition moins de produits chimiques de synthèse. De nombreux produits non bio sont aussi exempts de résidus de pesticides, mais comment les reconnaître ? Nous n'avons pas le pouvoir discriminant ni par la vue, ni par le goût. Seules les analyses chimiques peuvent nous en informer, ce qui est irréalisable de façon courante.

• Le Bisphénol A, produit à plus de deux millions de tonnes par an à travers le monde, se trouve dans la composition de certaines matières plastiques, principalement les polycarbonates et les époxy. Ce sont des perturbateurs endocriniens avérés. Les phtalates sont, quant à eux, des assouplissants des plastiques qui peuvent aussi avoir des actions néfastes sur le métabolisme et la fertilité selon des études. Le Parlement français a voté l'interdiction de commercialisation des biberons à base de Bisphénol A avant l'été 2010, et la Commission européenne a validé cette décision au niveau européen en novembre 2010 pour une application en juin 2011 (interdiction d'importation et de commercialisation).

• Tous les récipients en plastique ne contiennent pas de Bisphénol A. Par ailleurs, c'est le chauffage qui pose surtout problème et permet la migration vers les aliments. Les plastiques à éviter ont les codes 7 dans le chiffre indiqué dans un petit triangle, et, dans une moindre mesure, ceux avec les chiffres 3 et 6. Pour 1, il n'y a pas de Bisphénol A mais des phtalates (polyéthylène téréphtalate). Le conseil est donc de choisir de préférence les plastiques avec les numéros 2, 4 et 5. Le plus simple est néanmoins d'éviter les emballages plastiques alimentaires dont certains ne sont pas toujours bien étiquetés. De plus, pour la planète, cela pose problème en termes de déchets. Sur le plan strictement santé, sont sûrs les aliments surgelés, même emballés avec du plastique, car les interactions sont quasiment inexistantes avec le froid ; de même pour les produits ultrafrais à courte conservation, notamment les produits laitiers. Les interactions n'ont pas le temps d'avoir lieu sauf si certains conditionnements alimentaires se font à chaud au moment de la fabrication.

• Le revêtement interne des boîtes de conserve et des cannettes de boisson peuvent contenir du Bisphénol A, notamment par le biais des résines époxy. La présence du Bisphénol A dans le contenu l'est selon diverses analyses à l'état de traces pour beaucoup de boissons, mais pas toutes (selon l'enquête de *Que Choisir ?* d'avril 2010, le Coca-Cola® en contient des traces, et l'Orangina® 17,3 µg/l lors de leur contrôle), et cela dépend aussi de la façon de polymériser les composés recouvrant l'intérieur des cannettes. Le phtalate des bouteilles (assouplissant des plastiques) semble très peu passer du contenant au contenu pour un usage unique, ce qui paraît moins vrai en réutilisant les bouteilles sur la durée. Les bouteilles en verre consignées devraient être l'alternative. Pour les conserves en bocaux, elles semblent plus sûres que celles en métal mais certains joints des couvercles dégagent une substance appelée semicarbazine. Celui-ci est un cancérigène probable pour l'homme, le « pschitt » qui se fait entendre à l'ouverture d'un bocal ou d'un petit pot signerait sa présence. Les agences sanitaires assurent que ce risque est actuellement maîtrisé. L'idéal est de loin la consommation des produits frais et surgelés.

Les polluants organiques persistants (POP) peuvent se déposer partout sur les produits non bio et bio, ils font malheureusement partie de notre environnement. Sur le plan alimentaire, les POP ont tendance à se concentrer dans la graisse, le gras des animaux. Ainsi, outre l'excès d'acides gras saturés favorisant la hausse du cholestérol, ils peuvent fixer les polluants dits lipophiles. Une certaine prudence de consommation des poissons gras, bien qu'ils fournissent de la DHA (oméga 3) utile au développement du cerveau de l'enfant, est également nécessaire.

• Le soja comme le houblon, le fenouil, le lin et la réglisse sont des phytoestrogènes, perturbateurs endocriniens naturels. Les peuples d'Asie ont une flore digestive différente de celle des Européens et la transformation du soja est, en partie, distincte. Les recommandations de l'AFSSA concernant la consommation de la partie active du soja – les isoflavones – à 1 mg/kg/jour (isoflavones aglycones) sont issues d'un consensus que les derniers travaux scientifiques corroborent. Pour autant, le défaut d'étiquetage concernant la concentration de ces isoflavones incite à la prudence de consommation. Un excès d'absorption – *a priori* difficilement atteignable – par la consommation de yaourts au soja, tofu… pourrait induire des troubles de la fertilité masculine. La consommation occasionnelle n'a pas d'impact ni celle en petite quantité de fenouil, houblon, réglisse, lin.

• S'il ne faut pas consommer en excès le pain et les produits céréaliers divers, c'est en raison, au-delà de ceux qui ont une intolérance au gluten, de la présence possible de microchampignons qui sécrètent une mycotoxine, la zéaralénone, qui est aussi un perturbateur endocrinien. Heureusement, cette présence est loin d'être systématique, mais le défaut d'information doit inciter à la prudence.

NE PAS NÉGLIGER L'IMPACT NÉGATIF DE L'ALCOOL

L'impact négatif de l'alcool est sous-estimé, surtout concernant les alcools « durs ». Sur le plan nutritionnel, 1 gramme d'alcool (éthanol) fournit 7 Kcal et un verre de vin (10 cl), de bière (25 cl), de champagne (10 cl), de pastis (2,5 cl), de whisky (2,5 cl) apporte en moyenne 8 à 12 g d'alcool. La charge calorique n'est pas nécessairement élevée, mais les consommateurs réguliers peuvent vite présenter des troubles du comportement, notamment alimentaire. L'alcool de type whisky, vodka… est de nos jours trop souvent consommé comme anxiolytique face au stress et à des contrariétés diverses.

Les démographes donnent des chiffres qui *a priori* peuvent être satisfaisants puisque, globalement, la consommation de boissons alcoolisées a diminué en France, surtout le vin (on ne retrouve pas les mêmes statistiques dans d'autres pays d'Europe, les méthodes d'analyse sont peut-être différentes). Ces chiffres globaux masquent, en fait, des disparités profondes en fonction de l'âge et des situations de vie, chômage ou non… La réalité sur le terrain médical est en tout cas bien préoccupante. Il ne s'agit pas non plus de diaboliser la consommation occasionnelle d'un verre de vin, surtout lorsqu'elle s'inscrit dans le cadre d'une bonne hygiène alimentaire et sportive.

ÉVITER LES FRUSTRATIONS

Toute frustration peut induire des perturbations psychologiques et rendre l'objet du désir encore plus attirant. Il n'y a donc pas lieu de mettre en place des interdits alimentaires, mais cela ne doit pas être compris comme un blanc-seing pour consommer régulièrement une alimentation inadaptée à la physiologie humaine, notamment avec une certaine forme d'alimentation industrielle. Il faut veiller à ne pas tomber dans le piège de la publicité sous-tendue par un neuromarketing redoutablement efficace, on l'a vu.

Ce que vous pouvez moins contrôler

L'INÉGALITÉ FACE AU POIDS LIÉE À DES FACTEURS GÉNÉTIQUES ET ÉPIGÉNÉTIQUES

Parmi les causes des inégalités entre individus face à la prise de poids figure le terrain génétique. Prenons un exemple particulièrement parlant : les individus porteurs du variant du gène FTO sur leurs chromosomes pèsent 3 kg en moyenne de plus que ceux qui ne le possèdent pas et ont un risque majoré de devenir obèses. Le surpoids et l'obésité ont des causes multifactorielles et, pour ceux qui ont un terrain génétique défavorable, il faut bien sûr redoubler de vigilance quant aux apports nutritionnels, notamment vis-à-vis d'une certaine forme de nourriture industrielle. Les processus épigénétiques sont aussi une source possible de prise de poids difficilement contrôlable lorsqu'ils se mettent en place dès la vie embryonnaire et qu'ils sont liés aux facteurs environnementaux.

L'exposition aux perturbateurs endocriniens pendant la période embryonnaire

Tout indique qu'il y a aussi une perte de chance lorsque, pendant la vie embryonnaire, on a été exposé aux perturbateurs endocriniens : Bisphénol A de certains plastiques, certains pesticides, divers POP (polluants organiques persistants). La réduction de l'exposition à toutes ces substances pendant la grossesse est nécessaire.

Des virus impliqués ?

Face à l'accroissement si spectaculaire de l'obésité à travers le monde, on s'est posé la question de savoir s'il n'y avait pas une cause infectieuse. On a pu démontrer, expérimentalement, que des animaux infectés par certains types de virus (adenovirus Ad-36) accumulaient plus de graisses et, chez les hommes, 30 % des personnes obèses sont porteuses de ces virus contre 11 % pour les non-obèses. En l'état de nos connaissances, on ne peut pas dire que les virus créent l'obésité, mais ils pourraient avoir un rôle dans le développement de la masse grasse chez certaines personnes.

Les médicaments

De nombreux médicaments peuvent favoriser une prise de poids. Elle est généralement modérée, de l'ordre de 3 à 4 kg, mais il existe une grande variabilité de sensibilité d'une personne à l'autre.

LISTE (NON EXHAUSTIVE) DE MÉDICAMENTS POUVANT FAVORISER UNE PRISE DE POIDS

Médicaments	Indications
Neuroleptiques	La plupart des neuroleptiques entraînent une prise de poids. Ils stimulent l'appétit et/ou induisent une augmentation de la masse grasse, cela est particulièrement net avec les produits comme le Leponex®, le Zyprexa®…
Antidépresseurs	Les antidépresseurs tricycliques ont tendance à entraîner une prise de poids, mais ils sont moins prescrits au profit des inhibiteurs de la recapture de la sérotonine, qui n'ont pas cet inconvénient.
Antidiabétiques	Certains médicaments de la classe des glitazones, aujourd'hui réduite, mais aussi des sulfamides, peuvent faire prendre du poids dans des proportions variables ; l'insuline également.
Corticoïdes	Les prises sur plusieurs semaines peuvent au début stimuler l'appétit, puis cet effet diminue.
Anti-inflammatoires	Ils peuvent favoriser l'apparition d'œdèmes, d'où une prise de poids sur la balance.
Antihistaminiques	Un effet orexigène est décrit pour les médicaments de la classe des antihistaminiques comme le cyproheptadine (Periactine®).
Antimigraineux	Un effet orexigène est décrit pour le pizotifène (Sanmigran®).
Pilules œstroprogestatives	Certaines, les plus dosées, peuvent stimuler l'appétit et induire des troubles métaboliques (dyslipidémie). Les macroprogestatifs type acétate de médroxyprogestérone sont considérés comme pouvant induire des prises de poids.

Toutes les mesures que nous venons de préconiser sont à adapter individuellement avec son médecin ou un professionnel de la nutrition.

CHAPITRE 6

Le régime chasseur-cueilleur du XXIe siècle

Vous avez appris pourquoi et comment l'alimentation de type « occidental » actuelle ne peut pas nous convenir : trop grasse, trop sucrée, trop chimique, elle est source de divers troubles, notamment digestifs, elle favorise l'émergence de multiples maladies et elle fait prendre du poids avec une facilité déconcertante.

Mais il est possible de changer ses habitudes alimentaires et d'adopter une alimentation saine et bonne en adaptant à notre mode de vie ce que mangeaient nos ancêtres. Pratiquement, comment faire ? Le régime chasseur-cueilleur que nous proposons ici est très simple et se compose de deux étapes, mais avant tout entendons-nous bien sur le terme régime : ici, il ne s'agit en aucun cas de restriction engendrant des frustrations, mais du sens étymologique de « conduite à suivre en matière de nourriture ». La première étape est une phase de déconditionnement radical vis-à-vis d'une certaine forme d'alimentation industrielle, la seconde, une phase d'équilibre permettant de stabiliser son poids qui devient dès lors son vrai poids physiologique, tout en s'assurant une meilleure santé. Pour manger sain en prenant du plaisir, il est contre-productif de se lancer dans un régime complexe, restrictif (plus de 80 % d'échecs), en multipliant les phases et les contraintes diverses… Ne tombez plus dans ces pièges.

PHASE 1 : Je me déconditionne

LE DÉCONDITIONNEMENT RADICAL

Une reprise en main efficace de son alimentation doit commencer par une phase de déconditionnement radical. Son but ? Apprendre à se passer d'une nourriture occidentale trop grasse, trop riche en sel, en arômes divers, en sucre, en édulcorants... Elle doit être radicale, mais ne dure que quelques semaines – trois au minimum –, selon le nombre de kilos que l'on estime devoir perdre en cas de surpoids. En choisissant mieux ses aliments et de qualité supérieure sans être nécessairement plus chers, on parvient ainsi à contrôler son poids et à préserver sa santé sur le long terme. Les effets sont progressifs mais durables : perte des kilos superflus, mieux-être général, baisse de la fatigue et des troubles digestifs.

L'alimentation de nos lointains ancêtres, on l'a vu, était de type « chasseur-cueilleur » et elle correspond à notre programmation biologique. L'idéal est donc de devenir un « chasseur-cueilleur du XXIe siècle », ou tout du moins de s'en approcher au maximum.

Pendant la phase de déconditionnement radical, j'arrête complètement :

– Pain, céréales du petit déjeuner, biscuits, viennoiseries et assimilés ;

– Tous les produits industriels transformés, notamment ceux qui contiennent des sucres ajoutés (desserts lactés...) ;

– Tous les fromages (secs et salés) ;

– Le sucre en morceaux ou en poudre, tous les édulcorants (pour les « accros », le chocolat est autorisé à raison de 2 carrés par jour au maximum, un peu comme au temps des Mayas !).

VOICI LES GRANDES LIGNES DE VOTRE PROGRAMME DES TROIS PREMIÈRES SEMAINES :

CHASSEUR

- **Viande maigre**
2 ou 3 fois par semaine, dont volaille et lapin

- **Poisson**
2 fois par semaine

- **Œuf**
3 à 5 par semaine

CUEILLEUR

Fruits et légumes frais, surgelés, à volonté ; quelques fruits secs

---

- **Boissons** : essentiellement de l'**eau.** À l'occasion, mais pas tous les jours, 1 ou 2 verres de vin, bière ou cidre.
- **Produits laitiers ultrafrais** : yaourt nature, fromage blanc, faisselle, brousse.
- **Huile végétale pour assaisonnement (vinaigrette)** : soit huile de noix (un peu onéreuse), soit ½ huile de colza, ½ huile d'olive ; **huile d'olive pour la cuisine.**
- **Produits de préférence bio.**
- Éviter tous les emballages en plastique pour la planète et votre santé (Bisphénol A, phtalates...) ; les plus sûrs en l'état de nos connaissances sont ceux avec les codes 2, 4 et 5 indiqués dans un triangle.

– Les féculents (riz, pâtes, pommes de terre, légumes secs) ne sont pas consommés sauf l'hiver : féculents de type riz, pommes de terre, châtaignes 3 fois par semaine (3 c. à soupe cuits).

Après cette phase, vous pourrez réintroduire le pain et le fromage, mais de manière progressive et par petites quantités. Vous pourrez aussi introduire les féculents dans votre alimentation quelle que soit la saison, 3 fois par semaine, en quantités limitées (2 ou 3 c. à soupe de féculents cuits). Il s'agit d'une option, car vous pouvez aussi limiter fortement leur consommation pendant l'été.

LES 5 PRINCIPES DU DÉCONDITIONNEMENT

1) Je mange surtout des fruits et des légumes, de préférence bio.

Ils ont constitué l'essentiel de l'alimentation de l'homme pendant des siècles. Ils couvrent nos besoins en vitamines et en minéraux que nous ne savons pas fabriquer. Le sucre naturel qu'ils contiennent, le fructose, a un index glycémique bas, c'est-à-dire qu'il élève peu le taux de sucre dans le sang.

2) Je mange régulièrement et raisonnablement de la viande, des œufs et du poisson.

Ces protéines d'origine animale faisaient partie du régime de nos ancêtres, même si les aléas de la chasse, avant l'élevage, pouvaient limiter les portions. De nos jours, il faut en consommer régulièrement, mais pas forcément à chaque repas. Prenez l'habitude de consommer un œuf à la fois et non pas deux.

3) Je ne choisis que des produits bruts frais ou surgelés.

L'idéal est d'apprendre à se passer des aliments qui ont été transformés industriellement et de cuisiner soi-même, avec peu de matière grasse – si besoin – et d'origine végétale bien choisie.

4) J'arrête provisoirement les céréales, tout en consommant quelques fruits secs et produits laitiers.

Nos ancêtres consommaient quelques graines oléagineuses (noix, amandes, noisettes) et un peu de produits laitiers (à partir du néolithique), qui ont leur place dans l'alimentation au cours de la phase de déconditionnement. Les céréales sont apparues progressivement, avec la diffusion de l'agriculture, pour constituer une part majeure de notre alimentation aujourd'hui. Or les traitements subis par les céréales font qu'elles n'ont plus grand-chose à voir aujourd'hui avec celles consommées hier. Nous les éliminons pendant la phase de déconditionnement, d'autant que les intolérances au gluten, même modérées, semblent sous-estimées et à l'origine de bien des troubles digestifs.

5) Je ne bois que de l'eau.

La seule boisson physiologiquement nécessaire pour l'homme est l'eau. C'est la seule qui désaltère vraiment et dont nous ayons besoin. La consommation de tisanes est intéressante. Le thé, le café peuvent être consommés, mais en quantités modérées. La consommation de vin, bière, cidre ne doit être qu'occasionnelle, elle est autorisée pendant le déconditionnement, tout comme le champagne !

La ration idéale sur une journée est à adapter en fonction de vos goûts, de votre activité physique et de vos besoins. Elle est parfaitement équilibrée car elle apporte tous les éléments nécessaires au bon fonctionnement de votre organisme. Non seulement vous n'aurez pas faim au cours de cette période, mais vous ressentirez très vite les premiers signes d'un mieux-être. Par ailleurs, prenez cette phase sur un mode ludique : face à un plat ou à un aliment, demandez-vous comment nos lointains ancêtres l'auraient mangé de nos jours !

La durée de cette phase de déconditionnement radical ne peut être inférieure à 3 semaines. Elle peut durer plus longtemps selon le nombre de kilos à perdre en cas de surpoids.

Nombre de kilos à perdre	Durée de la phase de déconditionnement (moyenne)
3 à 6	3 semaines
6 à 8	4 semaines
8 à 12	5 semaines
Au-delà	6 semaines

Pour savoir le nombre de kilos à perdre, calculez votre IMC (indice de masse corporelle).

IMC = poids (en kg) / taille × taille (en cm).

Par exemple, pour une taille de 1,72 m et un poids de 75 kg, l'IMC est à 25,5. La norme est un IMC compris entre 18,25 et 25.

L'ORGANISATION ALIMENTAIRE TYPE D'UNE JOURNÉE

Matin Thé (ou autre boisson chaude), sans sucre, sans édulcorant Fruits (de saison) Fromage blanc ou yaourt nature	
	Collation de 11 heures (option) Fruit ou fruits secs (2 ou 3) + 1 verre d'eau
Midi 2 grands verres d'eau Viande ou poisson Légumes cuits Compote ou fruits frais	
	Collation de 17 h 30 Compote ou fruits ou légumes crus ; fruits secs (si non pris le matin) + 1 verre d'eau
Soir 2 grands verres d'eau Salade composée ou potage Légumes cuits selon faim Fromage blanc, fruits	

À savoir :

• **Matin**

– Privilégiez le thé vert bio (riche en antioxydants, qui protègent les cellules) ou une tisane bio (thym, verveine, etc., qui peuvent aider à soigner divers troubles, notamment digestifs).

– Vous pouvez consommer n'importe quel fruit, mais de préférence cru et de saison.

– Privilégiez fromage blanc ou yaourt entier et bio, plutôt de brebis (c'est un choix avant tout gustatif, mais on note que les brebis sont souvent nourries de manière plus naturelle que les vaches). Les produits laitiers allégés n'ont pas d'intérêt démontré. Attention : dans certains produits laitiers on trouve de la gélatine de porc ou de bœuf avec trop souvent la simple mention peu lisible : « gélatine ». Variez les plaisirs avec de la faisselle, de la brousse, du fromage blanc ou des yaourts toujours nature.

– N'hésitez pas à faire vous-même vos yaourts (c'est très simple avec l'aide des yaourtières actuelles peu onéreuses et que vous rentabiliserez très vite. Vous limiterez aussi les déchets plastiques).

– Si vous avez très faim le matin, vous pouvez également prendre un œuf dur, mais pas systématiquement.

• **Collation**

– Cette collation est une option, elle n'est pas indispensable. Elle a le mérite de calmer les pulsions alimentaires et de permettre de « tenir » jusqu'au déjeuner. Vous vous mettrez à table à midi plus serein. Elle est aussi utile aux enfants en surpoids ou obèses qui ont du mal à attendre jusqu'au déjeuner. Avec une pomme dans leur cartable, ou à défaut une compote, ils seront moins affamés à la cantine.

– En plus de votre fruit, prenez 4 ou 5 noix, amandes, noisettes (riches en oméga 3) ou 2 ou 3 fruits secs (abricots, pruneaux, figues…).

– N'oubliez pas de boire un grand verre d'eau.

• **Midi**

– Commencez toujours vos repas par 2 grands verres d'eau.

– Prenez du poisson 2 fois par semaine (une fois un poisson gras, type sardine ou maquereau, et une fois un poisson maigre, blanc). Prenez de la viande 2 ou 3 fois par semaine, en privilégiant les viandes maigres (voir annexe 1). Limitez-vous à 5 œufs par semaine. Il n'est pas indispensable de prendre une viande associée à du poisson ou un œuf au cours de la journée.

– Les légumes sont à consommer à volonté, selon sa faim, la saison et ses goûts. Les féculents de type légumes secs, petits pois, lentilles, haricots secs, sont autorisés pendant l'hiver 3 fois par semaine, saison qui demande un besoin d'énergie supplémentaire à cause du froid.

– Vous pouvez consommer les fruits, comme les légumes, crus ou cuits. L'idéal est bien sûr de faire soi-même ses compotes (en cuisant à feu doux les fruits avec un peu d'eau, sans ajout de sucre, mais en les parfumant à la vanille ou à la cannelle par exemple). Il existe des compotes toutes faites qui sont satisfaisantes : les marques Danival® (à conseiller mais un peu chère), Hero® (malheureusement en emballage plastique), Andros® (format familial dans un pot en verre, un peu sucré néanmoins), Materne® pour ne citer que celles-là (on regrette toutefois que l'origine des fruits ne soit pas indiquée).

• **Collation de l'après-midi**

– Elle est plus souvent nécessaire que celle du matin.

– Selon que vous préférez le sucré ou le salé, prenez des légumes frais (tomate cerise, carotte, concombre) ou des fruits. En saison, privilégiez les baies : framboises, myrtilles, groseilles, cassis… toujours avec un verre d'eau.

• **Soir**

– On commence par 2 verres d'eau.

– Une salade composée avec des crudités apporte beaucoup d'éléments minéraux, de vitamines, de fibres et notamment de vitamine B9. Nos ancêtres consommaient aussi beaucoup de racines et de choux. N'oubliez pas d'ajouter de temps à autre des choux crus ou cuits dans vos plats. Tous conviennent, à vous de choisir en fonction de vos goûts et de votre tolérance digestive.

– Le soir, votre ration de blanc de poulet, d'œuf ou de jambon cru dépend bien sûr de ce que vous avez mangé au déjeuner. Une ration d'aliments carnés (ou marins : poisson, crevettes...) par jour suffit à apporter tous les acides aminés nécessaires. Mais les réparations de nos cellules ayant surtout lieu la nuit, il est préférable de consommer un produit d'origine animale le soir pour l'apport de l'ensemble des acides aminés. Un produit laitier peut suffire.

– L'eau sera de préférence du robinet, même si certains problèmes demeure selon les régions (impact des dérivés chlorés pour assainir l'eau, résidus de pesticides ou de médicaments, heureusement à faibles doses et de façon non généralisée). Des eaux riches en minéraux peuvent apporter du calcium, comme Contrex®, Courmayeur® ou Hépar®, notamment en cas d'intolérance aux produits laitiers ; ils compléteront, à raison de 1 à 2 verres par jour, une alimentation riche en végétaux et pauvre en sel limitant les déperditions osseuses en calcium.

Et si j'ai faim ?

Pour mener à bien cette phase de déconditionnement, il est essentiel de ne pas avoir faim. Il faut donc manger selon son appétit, mais manger des aliments à faible impact calorique. Si vous avez faim, prenez un fruit ou un légume frais. Cela vous aidera à recharger naturellement l'organisme en vitamines et vous rassasiera en apportant peu de calories.

Il faut aussi se débarrasser des ersatz que sont le chewing-gum ou les boissons light. Avoir quelque chose en permanence dans la bouche participe à dérégler les comportements alimentaires. Il faut prendre à la place un grand verre d'eau et boire à petites gorgées.

Cela étant, il est bien évident qu'il faut s'organiser si le besoin d'un « en-cas » se faisait sentir. Il ne faut pas se précipiter vers des biscuits, cacahuètes ou autres « amuse-gueules », et le meilleur moyen pour y arriver est de ne pas en avoir chez soi ! Il faut aussi avoir en permanence sur la table de sa salle à manger une belle corbeille de fruits mûrs colorés et de saison.

PHASE 2 : Je mange équilibré

Après quelques semaines de déconditionnement, vous constaterez de vous-même que vous vous sentez mieux, plus léger, moins ballonné, moins apathique – même si tous vos kilos ne se sont pas envolés. Vous avez accompli l'essentiel : devenir moins « accro » à une certaine forme d'alimentation industrielle.

Toutes ces bonnes habitudes, vous devez toujours les conserver. Les quelques kilos qui restent, votre corps les éliminera naturellement, peu à peu. Mais rien ne sert de vouloir « décrocher la Lune » : ni votre cerveau qui raisonne, ni votre désir de maigrir ne peuvent agir sur le long terme sur votre propre physiologie. Seul le régime – une alimentation adaptée – déterminera votre poids idéal. Il ne faut pas oublier non plus qu'à 45 ans, on n'a pas le corps de ses 20 ans ; on n'y peut rien. Par ailleurs, vous savez tous que nous ne sommes pas égaux par rapport à la prise de poids, car, à quantité alimentaire égale, certains « brûlent » plus de calories que d'autres.

Vous pouvez consommer à nouveau :

• Du pain, essentiellement complet ou aux céréales, mais en quantité modérée : 2 ou 3 tranches par jour, surtout au petit déjeuner, et surtout choisissez-le de bonne qualité.

• Des féculents (pâtes, semoule, riz, pommes de terre), mais en quantité modérée : 3 ou 4 cuillères à soupe lors d'un repas.

• *Attention* : si lors de la réintroduction du gluten (contenu dans les céréales) vous ressentez à nouveau des ballonnements abdominaux, et bien sûr en cas de maladie cœliaque avérée, éliminez ces aliments et préférez-leur les produits sans gluten qu'on trouve aujourd'hui facilement en supermarché ou dans les épiceries bio.

• Du fromage, mais en petite quantité : 60 grammes une ou deux fois par semaine, le week-end par exemple.

• Et toujours de la viande, des œufs et du poisson, mais en portions plus petites, 100 g environ dans la mesure où d'autres apports alimentaires ont été réintroduits.

Vous continuez à éviter :

• Les pétales de céréales au petit déjeuner. Vous pouvez consommer un peu de muesli bio (sans additifs ni arômes de synthèse), mais il est plus judicieux de manger du pain le matin, cela évite de « gober » les aliments et limite le contact avec l'acrylamide (voir annexe 10).

• Les biscuits et viennoiseries diverses.

• Les plats industriels tout prêts.

• Les desserts lactés sucrés.

• Les produits avec sucres ajoutés (sauf le chocolat : 2 carrés de chocolat noir par jour sont toujours autorisés).

• Les produits allégés avec édulcorants et autres.

• Le sucre raffiné en poudre ou en morceaux (sauf dans la préparation de vos desserts, à prendre bien sûr occasionnellement).

• Les sodas et divers jus industriels.

Une journée végétarienne par semaine

Choisissez un jour de la semaine (idéalement deux) où vous ne consommerez que des fruits et des légumes. Cela contribuera grandement à maîtriser votre poids.

L'ORGANISATION ALIMENTAIRE TYPE D'UNE JOURNÉE

Les changements par rapport à la phase 1 sont en italiques

Matin Thé (ou autre boisson chaude) *Pain complet ou céréales (1 ou 2 tranches) et miel/confiture ou beurre* Fruit de saison Fromage blanc ou yaourt nature	
	En option : collation de 11 heures Fruits ou fruits secs (1 à 3) + 1 verre d'eau
Midi 2 grands verres d'eau Viande *en petite portion* ou poisson Légumes *(+ féculents 3 fois par semaine, selon envies)* Compote ou fruits *Chocolat : 1 ou 2 carrés*	
	Collation de 17 h 30 Compote ou fruits frais ou secs (si non pris le matin) ou légumes crus + 1 verre d'eau
Soir 2 grands verres d'eau Salade composée ou potage Légumes cuits selon faim *1 tranche de pain* Fromage blanc, fruit ou compote	

À savoir :
• La collation de l'après-midi doit être suffisamment abondante pour se préparer à un dîner peu copieux. Les fruits secs participent à lutter contre l'acidité du corps (potassium mais aussi apport en magnésium) et apportent des fibres.
• Si vous voulez maîtriser votre poids, il est préférable que votre dîner soit léger, et que sa digestion soit facile.
• De préférence, ne prenez viande, œuf ou poisson qu'à un seul des principaux repas ou sinon en quantités fort modérées aux deux. Les enfants et surtout les adolescents ont davantage besoin d'en consommer, d'autant que le repas du soir doit compenser parfois les lacunes nutritionnelles du déjeuner pris à la cantine (parfois liées tout simplement à certaines aversions et à un choix limité en collectivité).

La journée végétarienne

Un jour par semaine sans viande ni poisson. On les remplace par des produits végétaux riches en protéines et en vitamines du groupe B :

• Légumes secs : lentilles, pois gourmands, petits pois, flageolets, haricots blancs, pois chiches, fèves...
• Châtaignes, pommes de terre, quinoa.
• Ces légumes sont à associer à des légumes frais cuits.
• Les produits laitiers et les œufs apporteront aussi des protéines et participeront à l'équilibre nutritionnel.

Une fois que vous avez pris ces habitudes, vous allez perdre en 3 à 6 mois la grande majorité de vos kilos superflus. En ayant une alimentation saine, diversifiée et suffisamment abondante, il n'y a aucune raison de les reprendre.

À partir de ce moment, **plus rien n'est interdit**, car vous êtes déconditionné de vos mauvaises habitudes. Bien sûr, il ne s'agit pas de croire que vous pouvez reprendre l'alimentation de type industriel qui perturbe vos sens. Pour maîtriser son poids, il faut continuer à l'éviter tout comme les charcuteries, fritures... La règle de base doit toujours être la consommation avant tout de produits alimentaires bruts et, en majorité, de fruits et de légumes.

Il vous reste donc à apprendre à gérer les extras.

Les extras

• **Au restaurant**

– Ne choisir qu'un plat qui vous plaît vraiment à consommer sans aucune culpabilité.

– Terminer par une tisane ou une autre boisson.

– Boire 1 ou 2 verres de vin ou de champagne.

– Éviter entrée et dessert, ou éventuellement une vraie salade de fruits.

• **J'ai craqué pour du chocolat**

– Même si vous voulez contrôler votre poids, il est inutile de supprimer le chocolat. Cette frustration pourrait vous conduire à des excès à répétition. Prendre un ou deux carrés de chocolat ne pose pas de problème. En cas d'abus de chocolat, réduire les portions alimentaires lors du repas suivant. Si en plus vous mangez une pomme, avec sa peau de préférence donc bio et buvez une tisane de romarin, les fibres de la pomme vont enrober les graisses et le romarin renforcer l'action du foie.

• **J'ai craqué pour une pâtisserie sucrée et grasse**

– Un plat de légumes à feuilles (des épinards, par exemple) avec des carottes et des oignons pourra constituer l'essentiel de votre repas suivant. Vous pouvez y associer une tisane de verveine et d'aubépine, calmante et apaisante.

• **Je n'ai pas résisté à une grosse glace**

– Manger de temps à autre une boule de sorbet, sans colorant ni additifs, ne pose pas de problème. Vous pouvez même les faire vous-même très facilement avec une sorbetière et contrôler ainsi le dosage du sucre. Quelques gouttes d'huile essentielle naturelle renforceront le goût de votre préparation.

– Si vous avez craqué pour une glace industrielle très riche, optez, au repas suivant, pour une composition faite de yaourt ou de fromage blanc avec concombre et menthe fraîche.

• J'ai mangé des saucisses grillées et des côtelettes lors d'un barbecue

– Le gras de la viande, en fondant, se répand sur les braises, et les fumées qui s'en dégagent se retrouvent dans la viande... Dans celles-ci les composés aromatiques polycycliques néoformés, absorbés en excès, sont néfastes pour la santé.

– Optez pour des grillades d'aliments maigres, blanc de poulet, de poisson et de légumes. À la préhistoire, jamais les aliments n'étaient brûlés, ils devaient être déposés à côté des feux sur des pierres. Il ne devrait exister que des barbecues verticaux, en tout cas choisissez ce type de produits de plein air.

– Si vous ne pouvez éviter lors d'une invitation les saucisses et côtelettes grasses, prenez beaucoup de salade et de fruits en accompagnement, les fibres des végétaux emprisonnant une partie des graisses et composés indésirables, ce qui limite leur absorption.

– Au repas suivant, privilégiez la consommation de légumes cuits, sans féculents ni légumes secs, et celle de fruits. Une tisane de piloselle (2 bols par jour pendant 4 jours) vous aidera à « drainer » votre organisme.

• J'ai fait la fête, beaucoup bu et trop mangé...

– Repassez aux menus de la phase 1 pendant un jour ou deux.

– Des tisanes peuvent vous rendre service : à la menthe ou à la mélisse et boldo, ce qui aidera vos intestins et votre foie. Boire un demi-litre par jour pendant 4 jours.

Tisanes	Indications
Romarin	Surcharge du foie
Mélisse, boldo	Améliorer la digestion et action sur le foie
Menthe	Mieux digérer
Piloselle	Se « drainer »
Aubépine, verveine	Mieux gérer les pulsions, apaisantes

– Il est utile d'avoir chez soi quelques sachets de ces tisanes, ou d'en acheter en vrac chez un herboriste ou en pharmacie. 2 pincées suffisent pour un bol de 300 ml d'eau portée à frémissement. Après 5 à 10 minutes d'infusion, on peut filtrer et boire tiède.

• **Je me rends bientôt à une fête, un mariage ou une cérémonie**

Les tentations vont être fortes, surtout s'il y a un buffet.

– Ne pas arriver affamé. Avant de partir, mangez une pomme et buvez un grand verre d'eau, cela vous évitera de vous précipiter sur ces mets si bien présentés.

– Ne se servir que de petites portions sur des petites assiettes.

– Aux repas suivants, consommer des produits simples et peu caloriques : légumes, jambon sans gras ou blanc de volaille, yaourt nature, fruit. Selon l'importance de vos excès, poursuivez ces apports pendant 2 ou 3 repas.

À CHACUN SES SPÉCIFICITÉS

Selon votre âge, votre sexe ou votre état, certaines inflexions sont à apporter à la manière dont vous devez vous nourrir.

Les femmes

Certains aliments ne doivent pas manquer à la ration féminine. Mais ne déséquilibrez pas pour autant votre alimentation et écoutez avant tout votre instinct.

Alimentation plus spécifiquement féminine	
Actions préventives	
Troubles ou maladies	**Aliments dans la ration alimentaire**
Déficit en fer, anémie (en cas de règles abondantes)	Viande 4 fois par semaine Foie de volaille ou de veau bio : 2 fois/mois
Modification de la répartition en magnésium (signe de Chvostek positif)	Fruits secs ou légumes secs (un de ces produits tous les jours)
Tendance dépressive avec épisode de fringale (concentration en sérotonine à optimiser)	Persil, céleri, carottes, oignon, un de ces produits, en accompagnement tous les jours en cas de « baisse de moral »

À savoir :

• Le signe de Chvostek est un mouvement discret du milieu de la lèvre supérieure qui survient lorsqu'on donne une petite tape avec l'index sur la partie supérieure de la joue. C'est un des signes de

la « spasmophilie », qui va souvent de pair avec une attirance vers le sucré et une vulnérabilité émotionnelle, avec une possible modification de la répartiton du magnésium. La prise de végétaux secs doit être régulière, mais sans excès, à cause de leur apport calorique.
• Un peu de sucré le matin, mais sans excès, améliore l'assimilation du tryptophane présent dans les protéines et nécessaire à la synthèse de la sérotonine, le neuromédiateur cérébral « antidéprime ». Les aliments ci-dessus participeraient aussi à améliorer le taux de sérotonine. Le niveau de preuve n'est pas élevé, mais ces aliments ont de toute façon de multiples vertus : le persil est riche en vitamine C, la carotte et l'oignon en éléments protecteurs notamment contre le cancer.

Les hommes

Alimentation plus spécifiquement masculine	
Tendance à la baisse de motivation, d'énergie (concentration en dopamine à optimiser)	Les lentilles, haricots secs, viande de poulet (un de ces produits en accompagnement 2 ou 3 fois par semaine)

À savoir :
• Comme pour la sérotonine, le niveau de preuve concernant l'optimisation par voie alimentaire de la concentration en dopamine chez l'homme n'est pas élevé. Mais la règle est d'avoir une alimentation riche en vitamines du groupe B (légumes secs, viande, poisson, œufs), et en particulier du groupe B6.

Les enfants

La diversification alimentaire doit être progressive. Il faut éviter une certaine forme de nourriture industrielle mais les petits pots sont sûrs, car soumis à une réglementation exigeante. Mais il faut choisir les pots en verre ou ceux dont le plastique ne contient ni Bisphénol A, ni phtalates. En l'état actuel des connaissances, les codes plastique les plus sûrs semblent être, rappelons-le : 2, 4 et 5.

Les personnes âgées

– Les personnes âgées, même en surpoids, ont tendance à être dénutries. Maigrir de façon inadaptée fait alors perdre du muscle et peut favoriser le risque de chute et réduire la capacité respiratoire.

– Ne négliger aucun groupe d'aliments, notamment les produits riches en protéines comme les produits laitiers et les aliments contenant des oméga 3.

– Limiter très fortement les produits avec sucre ajouté comme préconisé précédemment et notamment les biscuits ou desserts lactés, au profit des fruits et légumes.

Les femmes enceintes

On l'a vu, l'alimentation de la mère au cours de la grossesse conditionne en partie l'état de santé du futur enfant. Il faut donc limiter l'exposition aux perturbateurs endocriniens et à divers polluants.

Avec l'obstétricienne le Dr Marianne Buhler, nous conseillons aux femmes enceintes, en reprennant certains éléments déjà exposés :

Sur le plan alimentaire :

- **Manger bio** au maximum.
- **Ne pas manger le gras de la viande** (et du jambon) qui peut concentrer les PCB et la dioxine.
- **Ne pas boire de boissons light,** l'aspartame et autres édulcorants présents dans nombre d'entre elles favorisent selon une étude récente les accouchements prématurés.
- **Ne jamais chauffer au micro-ondes les aliments dans leur récipient en plastique,** les déposer dans une assiette ou un récipient en verre ou en Pyrex et les recouvrir d'un couvercle en verre ou d'une assiette.
- Ne jamais laver en machine les éléments en plastique sans logo « Peut être lavé en machine » : **la lessive associée à l'eau chaude augmente l'abrasion et donc le relargage** de molécules du plastique.
- N'utiliser que des récipients en plastique sans BPA (éviter les plastiques avec le chiffre 7 dans le triangle, ainsi que le 3 et le 6).
- Éviter les cannettes de boisson, **préférer les bouteilles en verre.**
- **Limiter la consommation d'aliments en boîtes de conserve** : contact des aliments avec le revêtement intérieur contenant du BPA à des doses non spécifiées aux consommateurs.

Pour les produits de beauté :

- Éviter ceux contenant des parabènes.
- Éviter les teintures répétées de cheveux et les vernis à ongles.

Éviter les expositions à divers composés et solvants chimiques :

- Ne pas peindre une chambre.
- Ne pas coller de moquette.
- Ne pas utiliser des produits ménagers avec formaldéhyde : asthme plus fréquent chez les enfants exposés *in utero*.

Faites une activité physique : marche à pied, natation, gymnastique douce, yoga.

Enfin, rappelons que l'alimentation de type occidental est l'exemple même du risque de promotion de dérèglements qui se mettent en place dès la période fœtale et dont les conséquences sont largement observées aux États-Unis.

Le semainier alimentaire

Voici une orientation de choix de menus, à adapter selon vos envies et vos goûts, selon votre activité physique, l'altitude… On distingue deux saisons : printemps/été et automne/hiver. Les recettes des plats en italiques sont indiquées à la suite.

Printemps/été

Déjeuner		Dîner
	Lundi	
2 grands verres d'eau		2 grands verres d'eau
½ melon		Salade de tomates
Salade provençale		Fromage blanc
Faisselle		Pastèque
Abricots		
	Mardi	
2 grands verres d'eau		2 grands verres d'eau
Filet de bar en papillote		*Carottes râpées*
Purée artichauts/ fenouil		Œuf dur, sardines
Banane rôtie à la vanille		Mâche ou mesclun
		Salade de fruits

Mercredi		
2 grands verres d'eau		2 grands verres d'eau
Sauté de bœuf thaï		*Salade de légumes*
Riz sauvage, haricots verts		Fromage blanc
Carpaccio de fraises au basilic		Fruits à volonté
Jeudi		
2 grands verres d'eau		2 grands verres d'eau
Filets de maquereau à la chermoula		Soupe de poisson
Ratatouille		*Dal de lentilles corail*
Faisselle		Brousse
Compote de mangues		Nectarine
Vendredi, journée végétarienne		
2 grands verres d'eau		2 grands verres d'eau
Salade composée (tomates, concombre, oignons, feta)		*Gaspacho*
Duo de purées (carottes, pois cassés)		*Assiette de légumes grillés*
Mousse au chocolat maison		Faisselle
Fruits		Fruits de saison, fruits secs

	Samedi	
2 grands verres d'eau		2 grands verres d'eau
Soupe froide courgettes/menthe		*Tian de légumes et polenta*
Poulet au citron		Yaourt nature
Légumes variés (tomates, aubergines, courgettes)		*Soupe de pêches aux épices*
Compote abricots et abricots secs		
	Dimanche	
2 grands verres d'eau		2 grands verres d'eau
Légumes farcis		Gambas grillées
Salade verte		Salade tomates, céleri branche, coriandre, ciboule
Figues rôties		
		½ melon

Automne/hiver

	Lundi	
2 grands verres d'eau		2 grands verres d'eau
Salade d'endives aux noix		Omelette aux champignons
Wok de crevettes et légumes		Cœur de céleri ou carottes braisées
Pomme		

Salade de fruits : pomme, poire, raisin		Salade verte
		Compote
	Mardi	
2 grands verres d'eau		2 grands verres d'eau
Chou rouge aux marrons		*Soupe potimarron/ carotte*
Yaourt nature		*Poulet à la citronnelle*
Salade d'orange à la cannelle et fleur d'oranger		Haricots verts
Compote de pomme		Poire
	Mercredi	
2 grands verres d'eau		2 grands verres d'eau
Saumon à l'unilatérale		Salade verte, noix, orange
Écrasé de pommes de terre, ciboulette		1 tranche de jambon sec
Haricots verts		Faisselle
Fromage blanc, coulis de fruits rouges		Clémentine
	Jeudi	
2 grands verres d'eau		2 grands verres d'eau
Filet mignon de porc à la chinoise		Soupe artichaut/ champignon
Choux de Bruxelles		Œufs durs

Fruits de saison		Compote de pomme et pruneaux
	Vendredi, journée végétarienne	
2 grands verres d'eau		2 grands verres d'eau
Lentilles		*Flan de courgettes à l'oseille*
Haricots verts		Fromage blanc
Yaourt nature		Compote pomme/coing
Salade de fruits		
	Samedi	
2 grands verres d'eau		2 grands verres d'eau
Méli-mélo de lotte		Potage de légumes
Petits suisses		*Noix de Saint-Jacques lutées*
Pomme au four		Faisselle, orange
	Dimanche	
2 grands verres d'eau		2 grands verres d'eau
Assortiment de crudités		Velouté céleri-rave, pomme, châtaigne
Cocotte de lapin		1 tranche de jambon blanc
Carottes et navets fondants		Yaourt nature
Smoothie banane-mangue		Poire pochée à la vanille

RECETTES

Salade provençale

Commencer par faire griller des poivrons entiers sous le gril, en prenant soin de les tourner régulièrement, de sorte que toute la peau soit grillée. Les sortir ensuite du four et laisser refroidir. Puis ôter le pédoncule et les graines. La peau doit se détacher toute seule.

Sur un lit de salade verte, disposer les lamelles de poivrons grillés, des tomates en quartier, de fines rondelles d'oignon rouge, quelques filets d'anchois bien rincés afin de les débarrasser de leur sel et un œuf mollet. Assaisonner d'une cuillère à soupe d'huile d'olive, d'une cuillère à café de vinaigre balsamique, de sel, de poivre et d'un filet de citron.

Filet de bar en papillote

Préchauffer le four à 200 °C. Disposer au centre d'une feuille de papier sulfurisé : un bulbe de fenouil émincé en fines rondelles, quelques tiges de coriandre et de persil plat et, sur le lit de fenouil et d'herbes, un filet de bar, salé, poivré et recouvert de fines tranches de citron jaune. Refermer bien hermétiquement la papillote. Cuire 10 minutes au four. Ouvrir la papillote dès la sortie du four, en se méfiant de la vapeur qu'elle contient, disposer dans l'assiette comme dans la papillote.

Carottes râpées

Assaisonner trois carottes râpées avec le jus de deux oranges, un peu de cumin et de cannelle en poudre. Servir très frais, parsemé de persil plat ciselé.

Banane rôtie à la vanille

Préchauffer le four à 160 °C. Couper la banane en tronçons de 7-8 cm. Les disposer sur une feuille de papier sulfurisé et planter en leur centre, bien verticalement, le tiers d'une gousse de vanille. Laisser cuire au four chaud une vingtaine de minutes. Servir tiède.

Sauté de bœuf thaï

Dans un saladier, mélanger quelques tiges de ciboule hachées, une gousse d'ail écrasée, un petit morceau de gingembre haché, 150 g de viande de bœuf maigre hachée avec deux c. à soupe de sauce nuoc-mâm et 1 c. à café d'huile de sésame. Faites sauter dans un wok chaud jusqu'à ce que la viande soit bien cuite. Arroser d'un trait de citron vert, parsemer de feuilles de coriandre et servir aussitôt.

Salade de légumes

Faire cuire à la vapeur pendant quelques minutes de petites fleurs de chou-fleur et une poignée de haricots verts. Quand ils sont cuits, mais encore craquants, les plonger dans un saladier d'eau très froide, afin de stopper leur cuisson et de préserver leur couleur. Détailler en petits bâtonnets quelques carottes nouvelles et quelques branches de céleri. Mélanger intimement et assaisonner d'une vinaigrette au vinaigre balsamique.

Filet de maquereau à la chermoula

La chermoula est un condiment très souvent utilisé dans la cuisine d'Afrique du Nord et qui se marie parfaitement avec les produits de la mer. Pour la chermoula : mélanger 2 gousses d'ail écrasées, du persil plat et de la coriandre hachés, 1 grosse c. à café de concentré de tomates, du cumin et du paprika en poudre, quelques gouttes de vinaigre blanc. Étaler une bonne couche de chermoula sur des filets de maquereau, laisser mariner 30 minutes au moins. Les faire griller à la poêle, côté peau.

Dal de lentilles corail

Dans une casserole, faire revenir dans un peu d'huile un oignon émincé finement et deux gousses d'ail écrasées. Rincer deux verres de lentilles corail à grande eau. Ajouter les lentilles dans la casserole, remuer un peu, puis couvrir d'eau. Ajouter un cube de bouillon de volaille dégraissé, quelques feuilles de citron kaffir, du curcuma, du curry en poudre, de la coriandre moulue et un peu de piment selon votre goût (si vous ne trouvez pas de citron kaffir, ce n'est pas grave. On en vend séché dans certains supermarchés). Quand le bouillon a un peu réduit, verser 2 tomates coupées en morceaux ou un petit bocal de tomates pelées au naturel. Remuer souvent jusqu'à ce que le liquide soit absorbé. Si les lentilles ne sont pas cuites alors, ajouter un peu d'eau, jusqu'à ce qu'elles aient la consistance souhaitée.

Gaspacho

Mélanger dans le bol du mixer : 1 kilo de tomates bien mûres, pelées, épépinées et coupées en petits morceaux,

1 poivron rouge pelé et égrainé, 2 concombres moyens pelés, 1 petit oignon haché, du sel et du poivre. Mixer pour obtenir une purée bien lisse. Verser dans un saladier avec 5-6 glaçons. Laisser 1 heure au réfrigérateur, bien mélanger, rectifier l'assaisonnement et servir avec un peu de basilic ciselé.

Légumes grillés

Préchauffer le four à 220 °C, en position chaleur tournante et gril. Poser une feuille de papier sulfurisé sur la lèchefrite. Disposer dessus des tranches épaisses de courgettes, d'aubergines, des échalotes coupées dans le sens de la longueur. Poivrer légèrement et enfourner. Dans des ramequins, disposer très serré des tomates cerise, saupoudrer généreusement de coriandre moulue, enfourner sous la lèchefrite des légumes. Quand les légumes sont bien grillés et les tomates cuites (compter 10 à 15 minutes de cuisson), les sortir du four et servir les légumes grillés avec les tomates cerise à la coriandre.

Soupe froide courgette/menthe

Faire cuire 15 minutes dans de l'eau bouillante 5 courgettes, ajouter un cube de bouillon de volaille dégraissé bio, mixer le tout avec un bouquet de menthe fraîche. Faire refroidir et laisser une heure au réfrigérateur. Ajouter un yaourt de brebis et rectifier l'assaisonnement avant de servir. Vous pouvez suivre la même recette avec des petits pois (une fois cuits, les plonger dans de l'eau froide pour garder leur belle couleur).

Tian de légumes

Disposer dans un plat allant au four une rangée de rondelles de courgettes, une rangée de rondelles de tomates, une rangée de rondelles d'aubergines. Bien serrer les rondelles entre elles. Saler, poivrer, parsemer de thym et de romarin. Cuire 1 heure 30 dans un four chaud à 160 °C.

Polenta crémeuse

Faites bouillir 1 litre de lait avec 3 feuilles de laurier, de la coriandre moulue et du poivre, verser un verre de polenta dans le lait chaud, remuer sans cesse jusqu'à ce que la polenta soit cuite, mais encore crémeuse. Servir aussitôt.

Poulet au citron

Dans un wok à feu moyen, faire revenir un oignon émincé et une gousse d'ail écrasée. Quand ils sont tendres, mais non colorés, ajouter 2 blancs de poulet coupés en lamelles, préalablement poivrés. Remuer sans cesse. Ajouter un petit morceau de gingembre haché, un demi-citron confit en petits dés, une pincée de safran, une pincée de paprika. Servir chaud avec un filet de jus de citron et parsemer de feuilles de coriandre.

Légumes farcis

Préchauffer le four à 160 °C. Faire revenir dans un peu d'huile d'olive un oignon émincé, une gousse d'ail écrasée, puis ajouter des champignons en petites rondelles, de la viande de bœuf hachée maigre poivrée. Laver et évider les légumes à farcir (courgettes, oignons, tomates, aubergines). Récupérer la chair des légumes et la mélanger à la farce une fois qu'elle est cuite. Farcir les légumes de ce mélange, poivrer. Enfourner et cuire 45 minutes.

Soupe de pêches aux épices

Dans une casserole d'eau, verser de la verveine, quelques brins de romarin et de thym, 3 clous de girofle, un peu de poivre en grains, quelques étoiles de badiane, des écorces d'orange, 2 c. à café de miel. Porter à ébullition, puis laisser frémir pendant 15 minutes. Faire pocher des pêches pelées et bien mûres dans cette préparation. Filtrer le contenu de la casserole, verser dans un saladier avec les pêches coupées en quartier. Servir très frais.

Figues rôties

Dans un plat à gratin, disposer des figues mûres et coupées en deux dans le sens de la longueur. Poser sur chaque demi-figue de la vanille en poudre. Verser un petit peu d'eau au fond du plat et laisser cuire à 150 °C pendant 45 minutes.

Wok de crevettes et légumes

Dans un wok, à feu vif, faire sauter dans un peu d'huile oignon émincé, gingembre haché et crevettes. Quand les crevettes sont saisies et colorées, les retirer du wok et réserver. Faire revenir dans le wok 2 carottes et 2 courgettes coupées en fins bâtonnets. Ajouter de l'eau à hauteur des légumes (mais sans les couvrir) et 1/2 cube de bouillon de légumes bio. Laisser cuire 8-10 minutes, jusqu'à ce que l'essentiel de l'eau se soit évaporé. Ajouter une c. à café de sauce nuoc-mâm et du jus de citron. Ajouter les crevettes, remuer 2 minutes avant de servir aussitôt.

Chou rouge aux marrons

Faire revenir le chou rouge coupé en lamelles avec un peu d'huile d'olive dans une Cocotte-Minute. Fermer la cocotte et faire cuire 5 minutes. Ajouter 150 g de châtaignes pelées au naturel et 1 c. à soupe de vinaigre de miel. Fermer la cocotte et faire cuire à feu doux 10 minutes. Vous pouvez ajouter, avec les châtaignes, des pommes ou des coings en morceaux.

Soupe potimarron/carotte

Faire chauffer votre four à 200 °C. Couper un potimarron moyen en quartiers. Les poser sur une feuille de papier sulfurisé sur la lèchefrite. Enfourner et faire cuire pendant 20 minutes. Pendant ce temps, couper 3 carottes en rondelles, les faire cuire dans une casserole d'eau avec 1 cube de bouillon de volaille dégraissé bio. Sortir les quartiers de potimarron, récupérer la chair en raclant avec une cuillère (cette technique permet de ne pas avoir à éplucher le potimarron et donne un goût légèrement fumé à la soupe). Ajouter la chair du potimarron aux carottes. Mixer le tout avec une bonne pincée de cannelle ou de mélange pour pain d'épices. Rectifier l'assaisonnement, ajouter un yaourt. Mixer à nouveau, parsemer de graines de sésame grillées et servir.

Poulet à la citronnelle

Disposer 1 tige de citronnelle coupée dans le sens de la longueur dans un panier vapeur. Ajouter 1 blanc de poulet, poivré et badigeonné au pinceau avec un peu d'huile de sésame. Placer le panier sur une casserole d'eau bouillante et faire cuire 8-10 minutes, jusqu'à ce que le poulet soit cuit.

Filet mignon de porc à la chinoise

Dans un plat allant au four, placer un petit filet mignon de porc. Dans un ramequin, mélanger 1 c. à café de sauce nuoc-mâm, 1 c. à café d'huile de sésame, 1 c. à café de miel. Badigeonner au pinceau le filet mignon de ce mélange. Saupoudrer abondamment sur toutes les faces du filet mignon de la poudre de 5 épices, poivrer. Filmer le plat, laisser mariner au moins une heure. Préchauffer le four à 150 °C. Verser un peu d'eau au fond du plat et faire cuire en arrosant fréquemment et en retournant le filet mignon pendant 40 minutes.

Lentilles

Faire cuire dans un litre d'eau 500 g de lentilles vertes, 1 bouquet garni, 2 oignons, 1 branche de céleri émincée ainsi que 3 carottes. Ajouter un cube de bouillon de volaille dégraissé.

Flan de courgettes à l'oseille

Faire blanchir 2 minutes dans de l'eau bouillante salée 2 courgettes pelées et coupées en dés. Faire revenir dans une poêle les feuilles d'une botte d'oseille jusqu'à ce qu'elles aient fondu. Ajouter les courgettes blanchies dans la poêle et remuer ensemble jusqu'à ce qu'il n'y ait plus d'eau des légumes dans la casserole. Dans un saladier, battre à la fourchette 4 œufs entiers, poivrer et ajouter une pointe de muscade. Dans un moule à cake ou à manqué, légèrement huilé, verser les courgettes + oseille et recouvrir des œufs battus.

Placer le moule dans un plat à gratin plus grand et à demi rempli d'eau. Dans un four préchauffé à 160 °C, placer le plat et le moule. Cuire 45-50 minutes environ. Vérifier la cuisson : la pointe d'un couteau doit ressortir sèche du flan.

Lotte aux légumes

Faire cuire 8 minutes dans une grande casserole d'eau bouillante légèrement salée 2 carottes et 2 courgettes coupées en fins bâtonnets. Quand ils sont cuits, les sortir de la casserole et réserver. Dans une grande sauteuse, faire revenir dans un peu d'huile d'olive les morceaux de lotte préalablement poivrés. Quand ils sont colorés, les retirer et réserver. Déglacer la poêle avec le jus de 2 citrons verts et 4 c. à soupe de lait d'amandes. Ajouter les carottes et les courgettes, puis les morceaux de lotte. Remuer pendant 2 minutes à feu moyen. Parsemer d'un peu de zeste de citron vert râpé et servir aussitôt.

Noix de Saint-Jacques lutées

La pâte à luter, ou pâte morte, s'obtient en mélangeant 300 g de farine avec un blanc d'œuf, une pincée de sel et un peu d'eau. Il faut pétrir jusqu'à obtention d'une pâte collante qui va servir à fermer hermétiquement au cours de la cuisson les cocottes ou, en l'occurrence, les coquilles de Saint-Jacques. Faire cuire 5 minutes à l'eau bouillante un blanc de poireau et une carotte en julienne. Disposer un peu de poireau et de carotte dans une coquille parfaitement nettoyée. Placer dessus deux noix de Saint-Jacques. Poivrer, ajouter une pincée de safran et 1 c. à soupe de lait d'amandes. Placer le couvercle de la coquille et fermer le tout avec la pâte à luter. Enfourner dans un four chaud, à 180 °C. Cuire 15 minutes.

Cocotte de lapin

Préchauffer le four à 180 °C. Dans une cocotte allant au four, faire chauffer 1 c. à soupe d'huile d'olive, faire rissoler les morceaux de lapin préalablement salés et poivrés. Quand ils sont colorés, les retirer et réserver. Faire revenir à feu doux dans la cocotte 1 oignon émincé, 2 carottes en rondelles, 1 bouquet garni, 1 gousse d'ail écrasée et 2 tomates pelées et épépinées. Ajouter les morceaux de lapin dans la cocotte. Verser 15 cl de vin blanc sec, remuer ; quand l'ensemble frémit, ajouter la même quantité d'eau. Mettre le couvercle et enfourner la cocotte pour 50 minutes.

Lapin à la moutarde

Faire revenir dans une sauteuse les morceaux de lapin. Quand ils sont dorés, les retirer, déglacer largement au lait d'amandes et à la moutarde forte. Remettre les morceaux de lapin dans la sauteuse, cuire à feu doux.

Carottes et navets fondants

Dans une casserole, à feu moyen, faire revenir dans un peu de matière grasse 2 carottes et 2 navets coupés en fines lamelles. Poivrer et ajouter 1 c. à café de miel pour caraméliser les légumes. Une fois qu'ils sont colorés, les couvrir juste d'un mélange d'eau et de jus d'orange, ajouter une pincée de cumin. Découper un rond de papier sulfurisé au diamètre de la casserole, faire un petit trou au milieu du disque de papier. Le déposer sur les légumes et faire cuire à feu moyen jusqu'à évaporation de toute l'eau.

Tisane « amaigrissante »

Des plantes drainent et améliorent la circulation :
Orthosiphon 40g (drainante)
Hamamélis 30g (améliore la circulation)
Reine-des-prés 30g (désinfiltrante)
Ortie 30g (raffermit la peau)
2 pincées du mélange pour un bol d'eau. 2 bols par jour.

Chapitre 7

Mieux choisir ce que l'on met dans son assiette et dans son verre

Nous avons aujourd'hui une vision assez pertinente de ce que nos ancêtres devaient consommer à la préhistoire et au cours des siècles suivants. Aux États-Unis notamment, pays touché de plein fouet par la malbouffe, de nombreux chercheurs et anthropologues ont tenté d'analyser ce qui conviendrait le mieux à notre physiologie. Avec les données chiffrées que nous avons présentées, il est possible d'orienter son alimentation afin qu'elle corresponde mieux à nos réels besoins biologiques. Nous devons impérativement nous tourner vers une alimentation plus respectueuse de notre corps et adaptée à nos modes de vie actuels.

Il s'agit de trouver la voie médiane entre une alimentation ancienne, qui, à l'époque, n'était pas exempte de souillures et de parasites, et une alimentation de type occidental bourrée de composés chimiques suspects, également trop grasse, salée et à l'origine de profonds déséquilibres physiologiques, comme nous l'avons montré. Or, quand une mauvaise relation avec son écosystème – dont l'alimentation – provoque une rupture des équilibres, l'homme tombe malade et grossit. Il faut avoir une nouvelle vision de son alimentation, une vision apaisée qui suppose notamment d'écarter les produits les plus transformés industriellement, dénaturés et parfois contaminés par diverses substances chimiques.

Cela dit, comment choisir ses aliments ? La réponse va être détaillée dans les pages qui suivent en passant en revue les groupes d'aliments et leur intérêt nutritionnel, mais aussi en tenant compte des possibles contaminations chimiques. Mais commençons par les boissons.

Boire de façon adaptée

Un des changements majeurs de nos habitudes alimentaires concerne les boissons : au lieu de boire de l'eau, nous buvons de plus en plus de sodas, de jus industriels et autres boissons trop sucrées ou édulcorées. Ce phénomène participe à l'essor du surpoids, et il est important de s'y attarder un peu.

Boire, une nécessité pour l'homme

Les besoins hydriques de l'homme sont estimés en moyenne à 40 ml/kg/jour ; autrement dit, pour une personne de 60 kg, 2,4 litres sont nécessaires. La moitié devrait être apportée directement par les fruits et légumes frais, l'autre par les boissons, c'est-à-dire l'eau. Cette ration hydrique varie bien sûr en fonction de la température ambiante, du degré d'hygrométrie et de l'activité physique. L'eau est la seule boisson dont l'homme a besoin sur le plan physiologique. À la place de l'eau, il paraît néanmoins pour beaucoup comme « normal » de consommer sodas ou jus industriels divers régulièrement. Une récente enquête[1] le montrait, surtout au sein de la frange la plus jeune de la population. Pourtant, l'eau et plus particulièrement **l'eau du robinet est la**

boisson à privilégier. Elle est traitée par divers procédés efficaces sur le plan microbiologique, et différents moyens techniques se développent pour réduire et éliminer les résidus de pesticides et de médicaments. Néanmoins, il serait avant tout logique de réduire drastiquement et rapidement les émissions polluantes, notamment de pesticides. Encore faut-il qu'il y ait une vraie volonté de la part des pouvoirs publics.

Quant aux eaux embouteillées, celles fortement minéralisées peuvent être prises occasionnellement, mais les emballages plastiques posent de multiples problèmes, ne serait-ce qu'en raison du surcroît de déchets que leur consommation entraîne. En outre, toutes les eaux, même embouteillées, peuvent ne pas être exemptes de polluants liés à l'environnement.

Autrefois, la ration hydrique en plus des fruits et légumes était fournie par l'eau, les soupes, les tisanes. Si l'eau prise à la source était pure, celle des ruisseaux et des rivières pouvait l'être nettement moins car ils étaient le lieu de multiples activités : on y lavait le linge, mais aussi les hommes, les animaux... et en aval la limpidité de l'eau pouvait laisser à désirer. Au cours de l'histoire, on a coupé l'eau avec du vin pour la purifier, pensait-on, grâce à la présence d'alcool, et on buvait aussi un vin ayant un très faible degré d'alcool appelé « piquette », ce qui n'avait rien de péjoratif à l'époque. Les travailleurs de force avaient la réputation d'en consommer beaucoup. Des boissons fermentées plus alcoolisées existaient, pour leur part, avant l'Antiquité. Quant au lait non maternel, il n'a été donné historiquement aux enfants qu'à partir du moment où l'élevage s'est développé. Le thé, le café, le chocolat sont des boissons récentes puisqu'ils n'apparaissent qu'à partir du XVIIe siècle en Europe.

L'INVASION DES SODAS ET AUTRES JUS INDUSTRIELS

On pourrait consacrer tout un livre aux boissons, aussi n'insisterons-nous que sur quelques aspects, notamment les dérives de consommation, et plus particulièrement celles liées à la consommation de sodas et de divers jus industriels. Les sodas et notamment les colas sont représentatifs d'une certaine forme d'alimentation contemporaine industrielle de type occidental.

Des études et le bon sens montrent les risques à consommer des boissons sucrées en excès, et particulièrement les sodas. Pourtant, peu de voix s'élèvent parmi les autorités responsables de la santé. Il y a l'inertie des politiques qui se cachent derrière l'alibi de la liberté d'entreprendre, mais aussi la puissance commerciale de grands groupes agro-industriels, d'où une certaine forme d'impuissance à mieux réglementer. Est-ce acceptable ? Certains experts considèrent que la consommation de sodas en excès entraîne des risques de développer surpoids et obésité, mais aussi maladies cardio-vasculaires, et même cancer du pancréas[2]. Il existe, comme toujours, des « études contradictoires ». En août 2010, une méta-analyse (une méta-analyse est une démarche statistique combinant les résultats d'une série d'études indépendantes sur un problème donné[3]) publiée dans la revue scientifique *Diabetes Care* indiquait que la consommation régulière de boissons sucrées de type sodas était associée à une prise de poids et à la survenue d'un diabète (1 ou 2 boissons sucrées de ce type par jour entraînent un risque accru de 26 % de développer un diabète de type 2, dit non insulinodépendant). Est préconisé par les auteurs de l'étude de limiter la consommation des boissons sucrées. On peut considérer que l'alternative la plus saine pour réduire le risque de certaines maladies chroniques est de consommer de l'eau.

Les boissons dites « light » avec édulcorants tels que l'aspartame seraient-elles la bonne solution ? La réponse est négative. L'argument selon lequel « si elles sont autorisées, c'est qu'elles sont sûres et sans effet sur la santé » a encore été mis en doute par une récente étude danoise portant sur 60 000 femmes enceintes[4] – l'Agence sanitaire française considère que, d'un point de vue scientifique, « cette dernière étude constitue un élément nouveau sur d'éventuels effets sanitaires des édulcorants » (ANSES, 1er février 2011). Parmi ces femmes, celles qui buvaient quotidiennement une canette de boisson light encouraient un risque fortement majoré d'avoir un accouchement précoce. Il ne s'agit donc pas d'un produit neutre, même consommé à faible dose, spécialement pour les femmes enceintes ! D'autres études indiquent que les boissons light ne participent pas à un meilleur contrôle du poids pour les personnes en surpoids, au contraire[5]. Pourquoi, alors, prendre des boissons light qui n'ont pas démontré leur efficacité en termes de contrôle du poids selon diverses études et qui présentent des risques selon certains toxicologues ?

Nos ancêtres consommaient-ils ce type de boissons ? Non, à l'évidence. Jamais historiquement l'homme ni *a fortiori* les enfants n'ont consommé de tels produits, si ce n'est depuis les années 1950, période à partir de laquelle l'obésité n'a cessé de croître en France, et ce, en relation avec des causes multifactorielles.

L'ARRIVÉE DU COCA-COLA® EN FRANCE

1950 : le Coca-Cola® arrive en France. L'URSS et la France étaient alors les seuls grands pays à résister à la propagation de cette boisson, pour reprendre les termes du journaliste qui, dans un article du 4 février 1950 publié par *Paris Match*, couvrait l'événement. L'article est instructif. Selon les propos prêtés aux représentants de la firme Coca-

Cola® : « La soif humaine est inextinguible et sans limites. » En France, comme ailleurs, Coca-Cola® envisageait de développer son marché vers une clientèle nouvelle orientée « surtout dans la jeunesse et les milieux sportifs ». Dans son article, le journaliste s'interrogeait sur la composition du Coca-Cola®. Selon lui, « n'importe qui peut entrer avec une bouteille de Coca-Cola® chez n'importe quel chimiste et lui en demander l'analyse. Le chimiste y trouvera de l'eau et du sucre en parties sensiblement égales, il n'y a pas d'acide phosphorique (analyse récente de la faculté de médecine), un peu de caféine (douze fois moins que dans une tasse de café), un soupçon de vanille et de caramel, des traces d'extraits de feuilles de cacao et de noix de cola... Pourtant, tous ceux (ils sont des milliers) qui ont essayé de mélanger ces divers produits dans les proportions indiquées par l'analyse n'ont pas obtenu de Coca-Cola®. Il leur manquait le 7X ». Et pour cause, le 7X est l'élément mystérieux[6] : « Le plus grand mystère commercial du siècle », « Un secret mieux gardé que celui de la bombe atomique », comme l'annoncent les titre et intertitre de l'article. Le secret demeure encore à l'heure actuelle, même si la formule a pu évoluer.

Est-il normal d'absorber un produit dont on ne connaît pas l'intégralité de la composition ? La réglementation de l'étiquetage, selon le Code de la consommation (art. R112-9), impose la mention obligatoire de la liste des ingrédients sur l'étiquette des denrées alimentaires, sauf dérogations.

Le député Paul Boulet, professeur à la faculté de médecine et maire de Montpellier dans les années 1950, déposa au Parlement une proposition de loi visant à réglementer l'utilisation des « produits d'origine végétale dans les boissons non alcoolisées en vue de protéger la santé publique ». Les élus de tous bords, et même les députés de droite MRP, pourtant considérés comme pro-américains, votèrent le texte le 28 février 1950. Comme l'analyse le journaliste Didier Thomas Radux : « Une violente campagne anti-française fut déclenchée en réaction aux États-Unis, provoquant une chute des ventes des produits français, particulièrement les alcools. Le 6 juin 1950, les sénateurs en appellent à la sagesse et repoussent le texte, qui finira aux oubliettes de l'histoire[7]. »

Analyse des colas

L'étiquette d'un Coca-Cola® en 2011 mentionne les éléments suivants :

– Sucre
– Colorant : caramel E150d
– Acidifiant : acide phosphorique
– Extraits végétaux
– Arôme caféine.

Analysons de plus près ce que recouvrent ces intitulés.

Arôme caféine

L'expression « arôme caféine » n'a pas de sens. Soit il y a de la caféine, soit il y a un « arôme café ». Aucun texte réglementaire accessible ne mentionne l'« arôme caféine » à notre connaissance. La mention « arôme caféine » pourrait laisser penser qu'il n'y a pas de caféine dans le produit, mais seulement un arôme. Qu'en pense la Direction générale de la concurrence, de la consommation et de la répression des fraudes (DGCCRF) ? Nous leur avons posé la question. Dans sa réponse écrite, la Direction départementale de la protection des populations indique : « La caféine est un alcaloïde », et ajoute un peu plus loin : « En tout état de cause, une mention "arôme caféine" sur l'étiquette d'un soda indique la présence de caféine à une teneur inférieure à la valeur précitée [150 mg/l]. Ce libellé peut, en effet, s'avérer trompeur et laisser supposer au consommateur non averti que ladite boisson est aromatisée au café. »

Y a-t-il ou non présence de caféine et à quelle teneur ? Pour le savoir, une analyse a été effectuée en octobre 2010 au laboratoire de la faculté de pharmacie de Montpellier (Pr Joseph Vercauteren). Nous avons aussi voulu en savoir un peu plus sur les différents colas et quelques boissons « énergisantes ». Voici les résultats des analyses (en annexe 6, l'ensemble de la procédure d'analyse mise en place).

TENEUR EN CAFÉINE DES BOISSONS ÉTUDIÉES

	Quantité moyenne (mg) dans 200 ml	**Concentration mg/l**
Pepsi®*	19,37 ± 0,15	96,83 ± 0,74
Cola (Casino®)**	5,1 ± 0,35	25,5 ± 1,77
Monster Energy®*	55 ± 0	275 ± 0
Coca-Cola® light**	24,95 ± 0,07	124,75 ± 0,35
Coca-Cola® zero**	18,4 ± 0,14	92 ± 0,71
Red Bull®*	61,83 ± 0,29	309,17 ± 1,44

* essai réalisé en triplicata ; ** essai réalisé en duplicata

– Coca-Cola® zero et light ont la même mention sur l'étiquette : « arôme caféine ».

– Pepsi-Cola® : l'étiquette mentionne la présence d'« arômes (dont extraits naturels de végétaux et de caféine) ».

– Cola Casino® : l'étiquetage est plus précis et signale un « arôme naturel, caféine ». La dose de caféine est la plus faible des colas et autres boissons testés.

– Monster Energy® : sont clairement mentionnés « caféine » et « à consommer avec modération, déconseillé aux enfants, aux femmes enceintes et aux personnes sensibles à la caféine ». Voilà des mentions utiles.

– Red Bull® : le pourcentage de caféine est indiqué.

– Cola Vitamont® biologique et équitable, c'est celui qui fournit le plus d'indications : « Arôme naturel de cola, jus de citron concentré issus de l'agriculture biologique. » Il est aussi sans caféine.

Pourquoi une telle disparité dans l'information présentée aux consommateurs, d'autant que la caféine est un produit qui a des effets sur la santé en fonction des doses absorbées, en particulier chez la femme enceinte[8] ?

En conclusion, il faut noter que l'emploi de l'expression « arôme caféine » peut se révéler « trompeur » selon le représentant de l'État.

Extraits végétaux

De quels extraits végétaux s'agit-il ? Ce « secret » n'est-il pas un manque d'informations ? Le consommateur n'a-t-il pas le droit de savoir ? Qu'en pense la Direction départementale de la protection des populations ? « Il n'existe pas de dispositions réglementaires permettant, à proprement parler, de ne pas mentionner la totalité des ingrédients sur l'étiquetage d'une denrée alimentaire [...]. » Sur le site Coca-Cola® France, on apprend que « l'étiquetage des produits alimentaires est soumis à une réglementation européenne précise qui prévoit un certain nombre de mentions obligatoires comme la dénomination de vente du produit, la liste complète des ingrédients classés par ordre décroissant d'importance [...] ».

Pour les « extraits végétaux » mentionnés sur l'étiquette, on saura simplement que « les extraits végétaux sont présents dans les gammes Coca-Cola®, Coca-Cola® light ». Et la société d'ajouter : « Nous allons au-delà des exigences réglementaires actuelles en affichant un étiquetage nutritionnel complet, clair et transparent. » Pourtant, la composition des fameux extraits végétaux n'est pas précisée.

Pour notre part, nous avons interrogé l'Agence française de sécurité sanitaire des aliments (AFSSA) afin de connaître la liste des ingrédients – non la formule – présents dans le Coca-Cola®. Notre demande était motivée par le fait qu'en tant que médecin nous manquaient des éléments pour répondre aux interrogations des patients, notamment allergiques ou présentant des troubles de la filtration rénale (insuffisants rénaux). Malheureusement, la réponse ne nous a pas éclairés davantage sur la nature des ingrédients présents.

Nous sommes contraints de prendre acte qu'il n'y a pas d'information disponible à ce jour sur la nature des ingrédients végétaux présents dans divers colas.

L'acide phosphorique

L'acide phosphorique, sous le nom de E338, ne semblait pas présent dans la formule initiale du Coca-Cola® en France selon les informations données dans l'article de *Paris Match*. Il l'est bien actuellement, car cela est mentionné sur l'étiquette, mais pas sa concentration.

L'acide phosphorique, selon la société Coca-Cola®, donne une certaine saveur. Selon un document Coca-Cola® est explicité en effet : « L'acide phosphorique est utilisé dans Coca-Cola® et d'autres boissons pétillantes parce qu'il accentue leurs arômes et leur confère leur caractère piquant. »

Dans le Coca-Cola® light, il y a en plus de l'acide citrique. Le dosage de cet acide phosphorique dans ce soda est un excellent exercice de travaux pratiques de chimie pour les étudiants et lycéens, d'où une profusion de résultats consultables sur Internet. Pur, l'acide phosphorique, à usage industriel, est très caustique et provoque des brûlures[9]. Dans les boissons, rien de tel bien sûr. La réglementation autorise une teneur maximale de 0,6 g/l d'acide phosphorique, ce qui, à ces doses-là, est insuffisant pour faire de Coca-Cola® un « produit détergent ». Certains internautes l'avaient élu « produit ménager de l'année », mais il ne s'agissait que d'un trait d'humour car la concentration en sucre risque de poisser vos sols.

Parmi les problèmes soulevés, celui de la possible atteinte des reins et des os. Selon l'AFSSA, « des études expérimentales chez l'animal ont montré que lorsqu'il est consommé à de fortes concentrations, l'acide phosphorique peut provoquer des problèmes rénaux à la suite d'une perturbation de l'équilibre calcique de l'organisme. Une dose journalière admissible (DJA) de 70 mg/kg poids corporel/jour, bien inférieure à toute dose susceptible de provoquer ces problèmes, a été établie pour cet acide, et les doses qui sont permises dans ce type de boisson doivent maintenir l'exposition des consommateurs inférieure à cette DJA ». Néanmoins, une étude[10] montre qu'à partir de la consommation de deux verres de cola par jour, le risque d'insuffisance rénale augmente significativement, alors que ce n'est pas le cas pour les autres sodas. Cela induit une certaine suspicion à l'encontre de l'acide phosphorique. Il s'agit d'une alerte. D'autres études sont nécessaires pour en savoir davantage.

Des interrogations existent aussi concernant les risques majorés d'ostéoporose (perte en calcium de l'os et modification de la microarchitecture de la trame osseuse). Un enfant qui consommerait trop de boissons à base d'acide phosphorique pourrait-il avoir un risque majoré de développer une ostéoporose à l'âge adulte ? La réponse à cette question nécessite des compléments d'investigation scientifique. Un équilibre subtil d'apport entre ces deux minéraux est indispensable pour assurer une bonne solidité osseuse, et les enfants doivent boire de l'eau et une boisson lactée le matin.

Additif E150d, colorant

Le E150d est du caramel au sulfite d'ammonium, il est synthétisé à partir de sucre et de sulfite d'ammonium. Oui, vous avez bien lu, sulfite, ce qui peut causer des soucis aux personnes allergiques. Certes, il apparaît en général dans les boissons colorées tout au plus à l'état de trace, mais il existe des personnes hypersensibles à ce produit. Quant au sucre utilisé pour la réaction, il peut avoir plusieurs origines et notamment être issu d'organismes génétiquement modifiés, du maïs OGM par exemple. Cependant, la société Coca-Cola® garantit qu'en France aucun ingrédient composant ses boissons n'est issu de produits OGM. On apprend sur le site officiel que le caramel (E150d) « peut être naturel ou de synthèse », mais aucune information sur la nature des sucres ayant permis sa confection ni d'éléments sur leur provenance. À l'analyse des étiquettes, seul le Cola Casino® indique que le caramel E150d est « issu du blé » ; pour le Cola Vitamont® est mentionné que le caramel provient de l'agriculture biologique.

Selon un document de l'université de Lille[11], de manière générale, la production de caramel colorant résulte de la réaction de Maillard en utilisant de l'ammoniaque, du sulfite d'ammonium et des protéines, « réaction [qui] est utilisée car elle donne des colorations plus intenses et apporte plus d'arôme que la réaction de production de caramel aromatique. Ce procédé n'est cependant pas dénué de dangerosité car on remarque au cours de la fabrication l'apparition de molécules neurotoxiques dérivées de l'imidazole[12] ».

Le sucre

Il est contenu en forte concentration dans tous les colas que nous avons analysés à partir de leurs étiquettes. Sur celles-ci est juste mentionnée l'appellation « sucre », sans indiquer l'origine ni la nature du sucre, sauf pour le Cola Vitamont® bio : « Sucre de canne roux du Paraguay (9,5 %), issu de l'agriculture biologique. »

POUR LES AUTRES :

	Concentration en sucre	Équivalent en morceaux de sucre pour 250 ml On estime qu'un morceau de sucre standard pèse 5 g
Coca-Cola®	27 g pour 1 verre de 250 ml	5
Pepsi-Cola®	26 g pour 1 verre de 250 ml	5
Cola Casino®	19,2 g pour 1 verre de 200 ml	5

Les effets négatifs de la consommation excessive de sodas sucrés sont de mieux en mieux documentés. Pour autant, les boissons light posent d'autres types de problèmes pour la santé selon certaines études[13].

Associés au sucre, les acides citriques et autres acides présents sous forme d'additifs alimentaires participent à la déminéralisation de l'émail des dents, ce qui favorise l'apparition de caries, surtout en cas d'hygiène buccale insuffisante.

L'excès de consommation de sucre modifie l'acidité de la salive, ce qui déséquilibre la flore buccale, c'est-à-dire la nature des bactéries normalement présentes dans la bouche. Ce phénomène, associé à divers additifs alimentaires acides, participe à l'altération de vos dents.

Par ailleurs, les soins dentaires peuvent poser problème. C'est une source de préoccupation pour les dentistes et les médecins, puisque les amalgames à base de mercure qui ont été utilisés pour boucher les caries peuvent favoriser sur le long terme l'apparition de la maladie d'Alzheimer, selon la biologiste Marie Grossman et le toxicologue André Picot. Les amalgames dentaires actuels contiennent bien moins de mercure qu'autrefois, mais nécessitent des précautions d'emploi. Les dentistes ne peuvent pas se débarrasser des résidus d'amalgame n'importe comment. Ils n'ont pas le droit de les jeter à la poubelle ! Ainsi retrouve-t-on dans la bouche des gens ce que l'on n'a pas le droit de jeter à la poubelle...

Quant aux composites utilisés à la place des amalgames, nombre d'entre eux proviennent de certains pays d'Asie pour des raisons de coût, et ils semblent moins contrôlés. Certains sont bien suspects et peuvent contenir, par exemple, du Bisphénol A. C'est une source d'inquiétude en termes d'impact sur la santé. Concernant les prothèses dentaires, et notamment pour certaines « low cost », « si chaque prothèse se doit d'avoir sa propre fiche de traçabilité remplie par le fabricant, dans la plupart des cas, les numéros CE (Conformité européenne) des alliages et matériaux figurant sur ces fiches sont complètement fantaisistes. On trouve par exemple des matériaux dentaires dont les numéros CE correspondent à des pièces pour ascenseurs[14] ! ».

EN GUISE DE CONCLUSION

Quelques mesures radicales sont à prendre ! Dans l'immédiat, nos propositions seraient d'assurer un meilleur étiquetage des sodas, et particulièrement des colas, et de mettre en place de vraies politiques de prévention pour les femmes enceintes et les enfants, à la fois pour les colas sucrés et pour les light. Les médecins prennent d'ailleurs une responsabilité vis-à-vis des femmes enceintes en les informant insuffisamment. Si l'on en croit l'ouvrage de référence, le *Manuel*

Merck, « l'absorption modérée d'aspartame pendant la grossesse ne semble entraîner qu'un faible risque fœtal » : c'est donc qu'il existe un risque. Par ailleurs, il semble établi que le goût des enfants se détermine pour partie pendant la période embryonnaire en fonction de ce qu'a consommé la mère pendant la grossesse. B. Schaal, directeur du Centre européen des sciences du goût, a répondu lors d'un congrès à la question « Peut-on orienter un goût alimentaire, programmer par exemple, avant la naissance, de futurs consommateurs de Coca-Cola®[15] ? » : « Les industriels de l'agroalimentaire imaginent déjà qu'on pourrait conditionner des fœtus humains [...]. » Et il ajoute que tous « gardent à très long terme la mémoire de ces perceptions précoces ». Effectivement, « lors de la grossesse, le fœtus ingère le liquide amniotique qui se parfume selon ce que mange la maman, d'où l'attirance plus marquée, ensuite, pour ce qu'elle a consommé[16] », remarque Nathalie Rigal (Psychologie du développement de l'enfant).

On comprend mieux, à la lecture de ces données, que la règle numéro 1, c'est de boire de l'eau.

Les produits alimentaires de base

Les céréales

Doit-on continuer à consommer des céréales ? La question peut paraître provocatrice, et pourtant elle constitue une vraie source d'interrogation sur le plan médical. Les céréales comprennent le blé, le seigle, l'orge, le maïs, le riz, le millet et autrefois diverses graminées sauvages. Leur culture et leur consommation se sont développées quand l'homme s'est sédentarisé et est passé à l'élevage et à l'agriculture. Elles ont nourri les hommes, mais en ont rendu malades beaucoup et affamé bien d'autres. Historiquement, la principale source de céréales en France et en Europe a été pendant des siècles le seigle ; or celui-ci, par la présence d'un champignon parasite particulièrement difficile à combattre (l'ergot de seigle), a induit de multiples décès. L'ergotisme, maladie liée à sa consommation involontaire, se manifestait par des convulsions, des hallucinations (prises plus d'une fois pour un ensorcellement) et des troubles de la circulation entraînant souvent la mort. On ne peut pas imaginer les ravages qu'a provoqués ce parasite à cause de son alcaloïde toxique. Cet ergot (*Claviceps purpurea*) touchait en fait la plupart des graminées, mais préférentiellement le seigle.

Autre point négatif concernant les céréales, leurs rendements fort fluctuants qui ont provoqué bien des famines au cours des siècles avant que la pomme de terre, se substituant en partie à elles, apporte une stabilité d'approvisionnement. La pomme de terre, originaire d'Amérique, facile à cultiver et moins soumise aux aléas climatiques que les céréales, ne fut introduite qu'au XVIIe siècle en Europe et réellement consommée à partir du XVIIIe siècle. Les premiers hommes ont, quant à eux, toujours consommé divers types de tubercules et racines (navets, carottes…) en fonction de leurs lieux de vie.

Sur le plan strictement nutritionnel, les céréales apportent une moindre diversité de micronutriments (vitamines, essentiellement des vitamines du groupe B – B1, B2, B3, B6 – et des minéraux) que les fruits et légumes. Autrement dit, la forte consommation de céréales associée à une consommation de fruits et légumes insuffisante peut être préjudiciable en termes d'équilibre alimentaire. Par ailleurs, les farines raffinées actuelles sont appauvries en micronutriments. Les céréales contiennent aussi des protéines, mais qui sont déficitaires en certains acides aminés (lysine et isoleucine), et de l'amidon, un sucre complexe qui, raffiné, se comporte comme un sucre à assimilation rapide (index glycémique élevé). Les céréales complètes constituent, pour leur part, une bonne source de fibres.

Quels problèmes pose la consommation des céréales, et particulièrement celle de blé, de seigle et d'avoine ?

Le gluten est souvent mal toléré

Le gluten est une protéine présente dans le blé, le seigle, l'orge, l'avoine (protéine proche) et qui n'est pas bien assimilée par l'organisme de nombreuses personnes. Certaines connaissent de réelles intolérances et sont porteuses d'une maladie appelée cœliaque. Le diagnostic est confirmé à la suite d'une prise de sang (recherche d'anticorps antitransglutaminase...) et d'un prélèvement de la paroi (muqueuse) intestinale. On observe des anomalies spécifiques. Il est fréquent de trouver aussi des personnes présentant des intolérances *a minima*, sources d'un inconfort digestif persistant avec flatulences, épisodes de diarrhée, fatigue... mais sans que les examens révèlent d'anomalies détectables.

Pourquoi ce type d'intolérance se développe-t-il actuellement ? Tout d'abord parce que de nouvelles variétés de blé ont été sélectionnées pour être plus riches en protéines afin d'améliorer la panification. Or l'excès de consommation de certaines protéines du blé semble poser problème. D'ailleurs, autrefois, c'était la farine de fève qui était ajoutée pour améliorer la panification et le pain était mieux toléré. Se superpose au problème digestif du gluten une difficulté supplémentaire, celle de la digestion de certains amidons.

Les enzymes digestives ne parviennent plus à digérer certains amidons

L'amylase est une enzyme présente chez l'homme qui scinde les molécules d'amidon ; or la présence d'amidon « modifié » par de nouveaux processus industriels fait qu'il est moins facile de le décomposer. Les nouveaux « ponts », formés au niveau des molécules pour les rendre plus résistantes sont difficilement rompus par notre système digestif, d'où une majoration de divers troubles digestifs. Les amylases humaines ne reconnaissent pas ces amidons modifiés qui sont utilisés par les industriels pour renforcer leur résistance à la chaleur, et permettre une meilleure stabilité de divers produits. On les rencontre dans de multiples compositions alimentaires, notamment des sauces…

Mais il y a pire concernant les céréales.

L'invasion des mycotoxines

Les blés sont actuellement infestés à des degrés divers de microchampignons secrétant des toxines appelées mycotoxines, dont la zéaraléone. Le problème de ces mycotoxines est qu'elles se comportent comme des hormones pour l'homme et sont appelées xénoestrogènes. Il s'agit de perturbateurs endocriniens dont nous avons déjà évoqué les conséquences sur la santé. Par ailleurs, elles résistent à la chaleur, d'où leur présence possible dans les produits chauffés : semoule, pain, pétales de céréales du petit déjeuner… donc tous les produits contenant du blé ou des dérivés de celui-ci.

On a pu observer ces mycotoxines dans les produits bio, qui, par définition, ne sont pas traités, mais les produits conventionnels sont également largement contaminés. Les monocultures intensives de blé sont très probablement à l'origine de cette invasion. Ceux qui cultivent bio ont déjà pris des mesures : parcelles plus petites, enfouissement de la paille, rotation des cultures, etc. Une fois de plus, les agriculteurs bio montrent le bon chemin ! Pour les produits conventionnels, non bio, jusqu'où ira l'usage des produits chimiques appelés fongicides ? Faudra-t-il augmenter les doses, et que se passera-t-il lorsque ces micro-organismes résisteront aux pesticides ?

L'acrylamide, une autre substance bien suspecte

L'acrylamide est une substance issue du chauffage des céréales, mais plus généralement de tous les produits chauffés au-delà de 120 °C et contenant des hydrates de carbone (glucides), comme les chips, le café... Ce composé est classé comme « cancérogène probable » pour l'homme par les instances internationales (CIRC, Centre international de recherche sur le cancer). Nous en avons déjà largement parlé dans nos livres précédents, ce qui a participé à sensibiliser l'opinion. Les autorités sanitaires, notamment européennes (EFSA, Autorité européenne de sécurité des aliments), s'inquiètent aussi de cette substance, mais elles semblent frileuses pour imposer des règles strictes, et apparemment comptent une fois de plus sur le volontariat du secteur industriel pour réduire les niveaux d'exposition de la population. Parallèlement, dans leurs analyses, elles constatent que les niveaux de concentration augmentent dans certains produits comme les chips, certains cafés instantanés et des substituts de café ! Nous préconisons et suggérons depuis des années une mesure simple : que les industriels affichent le taux d'acrylamide de leurs produits ou que ceux-ci soient accessibles sur Internet par exemple. C'est aisé à mettre en œuvre et indirectement il s'agit d'un des moyens les plus efficaces pour réduire les teneurs en acrylamide des composés alimentaires, car si les associations de consommateurs et les journalistes peuvent établir des comparaisons entre les différents produits, cela incitera l'ensemble des industriels à réduire réellement sa concentration.

Les autres contaminants et les divers ajouts chimiques

Les effets négatifs des résidus de pesticides sur la santé sont de mieux en mieux connus ; or, actuellement, il est impossible d'en connaître la présence ou la concentration en achetant son pain ou ses pâtes, sauf à consommer du bio. En Allemagne, un test a récemment été mené sur 31 marques de riz. Au final, 16 étaient déconseillées en raison de la teneur excessive (au-delà des doses admises) en fongicides (dont certains seront bientôt interdits en Europe)[17]. Quant à l'usage des additifs alimentaires, il devrait être réévalué plus régulièrement. La liste des additifs autorisés dans le pain est impressionnante, jusqu'à 14 dans une simple baguette : E260, E262, E270, E300, E302, E325, E471... avec même des additifs d'origine animale ! Or cela peut entraîner un défaut de fermentation ou une dénaturation du goût du pain ; qu'à cela ne tienne, on ajoute des arômes de synthèse de pain, notamment dans certains pains industriels. Il faut aussi souligner le degré de sophistication des procédés industriels qui ne sont pas toujours bien maîtrisés. Pour preuve, le rappel de 28 millions de boîtes de céréales du petit déjeuner en juillet 2010 aux États-Unis à cause d'une odeur indésirable, le méthylnaphtalène de l'emballage, semble-t-il.

L'excès de sel est préjudiciable

Le pain est un pourvoyeur important de sel dont il faut limiter la consommation. Les besoins physiologiques quotidiens sont inférieurs à 2 grammes par jour, or 120 grammes de pain, soit ½ baguette, apportent environ 2,5 grammes de sel !

À savoir :

• Sur le plan strictement nutritionnel, le **pain** d'aujourd'hui n'a généralement plus rien à voir avec celui d'hier, son intérêt nutritionnel est moindre. Les farines sont appauvries en éléments vitaminiques et, raffinées, elles font grimper le taux de sucre dans le sang (index glycémique élevé, voir annexe 14). Le pain est riche en sel et les pains industriels, souvent si onctueux, contiennent généralement un assez fort pourcentage de matière grasse et de multiples additifs. Pour les importants consommateurs, ne pas dépasser l'équivalent d'1/2 baguette par jour, s'il est de qualité, aux multicéréales ou « complet ». Mais en consommer moins apparaît judicieux.

• Les **biscuits, pétales de céréales du petit déjeuner, viennoiseries diverses** : la consommation de ce type de produits industriels, dérivés du blé, ne peut être objectivement recommandée tant la transformation des produits de base a été dénaturée pour certains, le tout souvent associé à l'adjonction de multiples ingrédients (gras fréquemment de médiocre qualité nutritionnelle, sucre en quantité parfois importante) et additifs divers. Tous les produits ne sont pas à considérer de la même manière, mais ne vous imaginez pas que, parce qu'ils sont enrichis en fibres, ils sont forcément meilleurs pour votre santé ; le son de blé ou d'avoine ajouté, concentré, risque de vous apporter en plus des résidus de pesticides. La consommation de ces produits ne devrait être qu'occasionnelle.

• Les **pâtes**, mais aussi pâtes à pizza… ne devraient pas non plus être trop consommées.

• Ne plus consommer tous les **produits à base de gluten** en cas de troubles digestifs de type maux de ventre, troubles du transit intestinal. Faire le test de suppression totale de consommation sur au moins un mois, voire plus. En cas de maladie cœliaque confirmée par un médecin, éliminer complètement le gluten de l'alimentation. Les produits autres que le blé ou le seigle et l'orge, comme le riz, le maïs, le millet n'en contenant pas sont correctement tolérés sur le plan digestif. Mais eux aussi ont une densité en vitamines limitée et il existe des risques de contamination par différentes substances, notamment les mycotoxines et pesticides.

• Pour votre santé et un meilleur contrôle du poids, compte tenu du fait que la plupart des produits céréaliers sont différents de ce que consommaient nos ancêtres, qui, primitivement, ne prenaient d'ailleurs que peu de graminées, **limitez leur consommation au profit des fruits et légumes.** Des schémas de consommation raisonnable sont proposés plus loin.

Les viandes

Depuis fort longtemps, l'homme, un omnivore, mange de la chair animale. Les viandes rouges sont représentées par le bœuf, l'agneau, le cheval, et les viandes blanches comprennent le veau, le porc et la volaille, le gibier étant mixte.

Quant aux viandes dites de « boucherie », elles correspondent dans la dénomination à toutes les viandes citées, sauf la volaille qui est cependant vendue en boucherie !

Modification de la composition des viandes

La viande consommée de nos jours est à bien des égards différente de celle de nos ancêtres tant en termes de qualité que de composition. Actuellement, les animaux d'élevage sont le plus souvent engraissés avec une alimentation bien spécifique, des tourteaux de maïs, de soja, des graines diverses riches en oméga 6 – le plus souvent OGM –, d'additifs divers, d'huile de palme et de foin fermenté (ensilage) pour de nombreux bovins, alors que l'herbe, le trèfle, le ray-grass et le fourrage sec qu'ils digèrent bien devraient être leur alimentation quasi exclusive, avec éventuellement l'adjonction d'un peu de lupin riche en acides gras oméga 3. Si on a abandonné l'idée stupide d'il y a un peu plus d'une décennie de nourrir les animaux avec des « farines animales », composées notamment de cadavres d'animaux par « valorisation » des produits des équarrisseurs, l'alimentation du bétail est actuellement loin d'être idéale dans de nombreux élevages. Cela contribue à fragiliser la santé des vaches, qu'il faut vacciner et à qui il faut faire ingurgiter diverses vitamines et de multiples médicaments.

Les considérations financières de l'agrobusiness imposent une certaine forme d'alimentation au bétail et les conséquences en sont multiples. Avec une alimentation riche en graines concentrées en acides gras oméga 6, on a tout simplement modifié la composition même des viandes et plus particulièrement de leurs graisses. Non seulement elles contiennent des acides gras – des acides gras saturés dont l'excès de consommation est néfaste –, mais en plus la proportion des acides gras polyinsaturés oméga 6 par rapport aux oméga 3 est excessive, ce qui favorise notamment les processus d'inflammation. En prime, divers polluants se concentrent dans la graisse animale (dioxine...), car nombre de ceux-ci sont dit bioaccumulables. Ainsi, plus vous consommez du gras de la viande et des charcuteries grasses, plus vous risquez d'absorber des POP (polluants organiques persistants). Il est bien loin le temps où la consommation occasionnelle de saindoux de nos ancêtres ne risquait pas d'altérer leur santé !

Les conditions d'élevage ne sont pas non plus sans conséquences sur la qualité de la viande. Les animaux confinés entre eux ne peuvent se mouvoir que sur des surfaces limitées – même si les normes sont en train d'être revues. Ils sont de plus en plus sujets à diverses maladies, notamment aux infections, d'où un usage massif de médicaments et notamment d'antibiotiques. Environ 1 200 tonnes d'antibiotiques sont consommées chaque année en médecine vétérinaire (pratiquement 2 fois plus que l'utilisation en santé humaine), ce qui place la France au deuxième rang des pays les plus gros consommateurs d'antibiotiques de l'Union européenne. Pour le député Gérard Bapt : « L'État, par son inaction, est responsable du maintien élevé de l'usage des antibiotiques en médecine vétérinaire[18]. » On cherche aussi à manipuler la flore digestive des animaux composée de diverses bactéries pour les faire grossir plus vite.

Outre le problème lié à l'élevage lui-même et aux polluants accumulés dans les graisses, celui de l'abattage est à bien des égards assez terrifiant. Les inspections des abattoirs en France font apparaître des dysfonctionnements. Ceux-ci ne sont heureusement pas généralisés mais ponctuels, du moins on ose le croire, car la Direction générale de l'alimentation constatait fin 2009 qu'un abattoir sur trois ne satisfaisait pas aux normes françaises[19]. Là où le bât blesse, c'est que « quand ça sent le roussi pour un propriétaire d'abattoir, il appelle le préfet et fait du chantage à l'emploi », témoigne un vétérinaire des services de l'État[20]. Que trouve-t-on ? Des contaminations de la viande par des matières fécales et des bactéries dont *Escherichia coli.* À cause des cadences dans certains abattoirs, les découpeurs de viande commettent des erreurs de manipulation qui contaminent la viande. Bien sûr, lorsque l'état d'un abattoir est déplorable, il est fermé. Cependant, souvent (un tiers des cas), il est aussi hors normes tout simplement parce que les propriétaires n'ont pas les moyens d'investir. Cela ne concerne pas que les animaux de boucherie, mais également la volaille.

Ainsi, on considère que 20 à 30 % des contaminations de l'homme par une bactérie appelée *Campylobacter*, et provoquant des diarrhées, proviendraient de la consommation des volailles. Les salmonelles posent aussi des problèmes récurrents, tout comme les *E. coli.* Les élevages en batterie favorisent la transmission de maladies, et une alimentation pas toujours adaptée fragilise les poulets et les volailles en général, d'où la nécessité, là aussi, d'utiliser des antibiotiques pour tenter de circonscrire le développement des microorganismes. Le risque le plus grave pour la santé humaine semble être la sélection de germes qui deviennent de plus en plus résistants aux antibiotiques et qui pourraient en partie expliquer pourquoi certains humains se retrouvent parfois en réanimation avec des bactéries qui ne répondent plus aux traitements classiques, des bactéries multirésistantes.

Les mesures de prévention sont de bien cuire la viande, notamment le poulet, d'éviter le contact avec les autres aliments lorsqu'il n'est pas cuit, de se laver les mains et de bien nettoyer la planche à découper ! Que de précautions.

Non contents de nous imposer de la viande issue d'élevages industriels, on voudrait en plus nous imposer une viande issue d'animaux clonés (le clonage animal consiste à produire un animal qui est, essentiellement, une copie de l'original). En effet, l'EFSA estime que « la consommation de bœuf ou de porc clonés sains ne présente pas de danger particulier, au vu des données disponibles ». Quant à la FDA (Food and Drug Administration) aux États-Unis, elle a émis un avis favorable à leur consommation. Là, on touche du doigt toutes les vicissitudes du système et le caractère spécieux des arguments « scientifiques ». Si une viande reste une viande, qu'elle provienne d'animaux clonés ou non, il faut analyser l'ensemble des conséquences liées au clonage. Quelques industriels vont contrôler à eux seuls le processus technique et s'en assureront l'exclusivité, les agriculteurs devenant leurs sujets pour engraisser des bêtes à viande plus tendre, moins grasse, à bas coût. Outre la maîtrise de toute la filière, comment ne pas comprendre que ce qui a permis à la vie d'exister et de perdurer, c'est la diversité ? Aller contre les processus naturels ne peut engendrer que des catastrophes. Par ailleurs, si l'animal choisi pour le clonage a, par exemple, un système immunitaire défaillant et indétectable de nos jours, tous ses clones porteront la même tare. L'agrobusiness tente de nous faire croire que toute nouveauté est un progrès, ici c'est une franche régression au regard de l'histoire de la biologie des espèces.

Intérêt nutritionnel des viandes

Que trouve-t-on d'intéressant sur le plan nutritionnel dans les viandes ? Toutes, qu'elles soient tendres ou dures, grasses ou maigres, contiennent divers éléments, dont du fer qui est facilement absorbé, contrairement à celui des végétaux (coefficient d'absorption 25 % pour le fer présent dans la viande et aussi le poisson ; pour les légumes secs, le fer est absorbé de 5 à 10 %, mais il existe des variations en fonction des associations d'aliments, la présence de vitamine C majorant par exemple son assimilation).

Le zinc et le sélénium sont également présents dans la viande tout comme des vitamines du groupe B – B6 nécessaire au bon fonctionnement du cerveau mais aussi présente dans les végétaux, B12 indispensable à la formation des globules rouges du sang. Cette dernière n'est pratiquement apportée que par les aliments issus du règne animal. Heureusement, nous n'en avons besoin qu'en très petite quantité (2,4 µg par jour en moyenne), car elle est recyclée par l'organisme. Environ 100 grammes par jour de produits animaliers, type viande, poisson ou crevette, œuf ou produit laitier, couvrent les besoins.

La viande apporte aussi des protéines contenant tous les acides aminés indispensables à l'organisme pour fabriquer ses propres protéines nécessaires aux différents tissus et organes dont les muscles, les os, mais aussi les cheveux ou les ongles. Ce n'est pas une spécificité de la viande puisque les œufs, les poissons et de judicieuses combinaisons de végétaux peuvent aussi fournir tous les acides aminés nécessaires.

Le gras présent dans la viande est quant à lui beaucoup plus problématique comme nous l'avons vu. Il renferme, pour certains morceaux, beaucoup trop d'acides gras saturés qui favorisent la hausse du cholestérol dans le sang, et d'une manière générale la matière grasse actuelle des viandes et charcuteries déstabilise le métabolisme de l'organisme en cas de consommations excessives.

Le mode d'élevage de type industriel, et notamment l'alimentation qui y est donnée aux animaux, explique en grande partie la dégradation de l'intérêt nutritionnel des viandes. Des agriculteurs participent à mettre en place des filières alternatives et pas uniquement dans le bio. Il existe aussi des initiatives de type filière Bleu-Blanc-Cœur, où est judicieusement préconisée une meilleure alimentation animale par le biais notamment de l'introduction de graines de lin, riches en oméga 3, dans l'alimentation du bétail.

Mangeait-on beaucoup de viande autrefois ?

Dans un passé pas si lointain, la consommation de viande était un marqueur social. Les riches, et particulièrement les nobles, en consommaient beaucoup plus que le peuple. Au Moyen Âge, on élevait bœufs, porcs, moutons, chèvres et, parmi les volailles, poules, oies, pigeons mais aussi canards (vers la fin du Moyen Âge). Les nobles se réservaient le gibier comme les cerfs, chevreuils, lièvres et sangliers ; ils étaient aussi amateurs de grands oiseaux comme le paon. Quant au peuple des campagnes, il braconnait allègrement, notamment les oiseaux et le petit gibier, comme les lièvres.

Si on fait un bond en arrière jusqu'à la préhistoire, avant l'élevage, l'homme chassait pour consommer de la viande. Compte tenu de ses capacités physiques, il n'attrapait que du petit gibier : lièvres, petits mammifères comme l'ancêtre du cochon d'Inde, oiseaux… Parfois, grâce à sa perspicacité, il piégeait des animaux plus volumineux. Il semble aussi qu'il ait trouvé une solution simple pour se procurer un peu de viande avec un moindre effort : se comporter en charognard ! En ce cas, il fallait éloigner les multiples prédateurs autour des proies et il devait passer après les hyènes et les loups. Il est probable que ce piètre chasseur, limité par ses capacités physiques médiocres, ne devait pas consommer beaucoup de viande mais surtout des protéines animales sous forme d'insectes, larves, escargots...

L'excès de consommation de viande était probablement problématique pour l'homme, car la viande était fort parasitée (ténia, trichinose...). Ce n'est que tout récemment (milieu du XXe siècle) que l'on a pu avoir une viande quasiment exempte de parasites en Europe grâce aux progrès sanitaires et aux contrôles vétérinaires.

Peut-on se passer de viande ?

La réponse est clairement oui. Tous les éléments (protéines, vitamines du groupe B, fer) présents dans la viande peuvent être apportés par l'association d'autres aliments comme les œufs, le poisson et la combinaison judicieuse de végétaux (légumes secs et quelques graminées). En revanche, si on est attiré par la viande, il est tout à fait possible d'en consommer car elle participe à un bon équilibre nutritionnel, mais consommée avec modération.

À savoir :

- **Choisir les viandes les plus maigres** (blanc de volaille, escalope de veau, filet mignon de porc et pour la viande rouge romsteck, tende de tranche, steak haché à moins de 10 % de matière grasse).
- **Choisir de la viande bio** – mais un bio de proximité – ou issue d'élevages conventionnels connus pour nourrir les bovins à l'herbe. Ne pas hésiter à interroger son boucher.
- Ne consommer que des **portions raisonnables**, inférieures à 120 g, 3 ou 4 fois par semaine.
- **Suivre son instinct**, c'est-à-dire ses besoins, qui s'expriment par une recherche spontanée de tel ou tel aliment. En cas de manque

de fer, par exemple, spontanément on s'oriente plus volontiers vers la consommation de viande, il faut respecter cela.
• Pour le choix des viandes, celle de **lapin et la volaille** correspondraient le plus à nos besoins physiologiques si on se réfère à nos lointains ancêtres qui chassaient du petit gibier. Elle est maigre, surtout celle de lapin (10 % de matière grasse), qui contient en plus de l'acide alpha-linolénique, précurseur des acides gras oméga 3 nécessaires.
• Historiquement, l'homme est un omnivore qui mange en proportion variable des végétaux, de la viande, du poisson, des œufs. C'est un carnivore opportuniste, il n'attrapait du gibier qu'occasionnellement. Nous devrions faire de même, **consommer un peu de viande – 400 g par semaine par exemple pour les adultes – et surtout sans gras.**

LE LAIT ET LES PRODUITS LAITIERS

Le débat autour du lait est devenu passionnel et donc délicat. Fidèle à notre démarche, plutôt que d'étudier diverses études contradictoires, tournons-nous vers ce que consommaient nos ancêtres et prenons un peu de recul vis-à-vis des polémiques.

L'importance du lait maternel

Historiquement, les nourrissons et jeunes enfants ont toujours consommé le lait maternel. L'allaitement durait parfois fort longtemps et il n'était pas rare que le sevrage ne se fasse que vers l'âge de 3 ans. Le lait maternel est adapté aux besoins des nourrissons et leur assure une meilleure immunité contre les bactéries et divers micro-organismes. Les historiens ont constaté que la mortalité infantile augmentait fortement après l'âge de 3 ans, le post-sevrage était donc bien à risque. Ce lait maternel, qui évolue en fonction de l'âge du nourrisson, n'a pas exactement la même composition au début de la lactation et au cours de celle-ci ; c'est la nourriture adaptée sur le plan biologique pour le très jeune enfant. Actuellement, de nombreuses femmes se plaignent de la pression exercée sur elles pour qu'elles allaitent, et elles culpabilisent si elles ne souhaitent pas ou ne peuvent pas le faire. Or la vie contemporaine, fatigante, stressante à bien des égards, est moins en adéquation avec l'allaitement, et les rapports harmonieux mère-enfant ne passent pas que par l'intimité de la lactation.

De nos jours, la pratique de l'allaitement, quoi qu'il arrive, ne peut se concevoir que quelques mois et non trois ans ! Les conditions d'hygiène n'ont rien de comparable et le risque d'infection microbiologique pour l'enfant est bien moindre. Quant aux laits maternisés, ils sont réglementés et, par leur composition, ce sont de bons substituts au lait maternel.

La question du moment de la diversification alimentaire, c'est-à-dire de l'introduction des différents aliments, se pose toujours. Il y a une quinzaine d'années, on pensait qu'il était opportun de commencer à introduire les aliments solides dès deux mois et demi pour éviter les rejets alimentaires. Actuellement, on préconise de ne pas commencer avant quatre à six mois, et le plus tardivement possible s'il y a des antécédents d'allergies dans la famille. Les recommandations, les consensus d'« experts » fluctuent dans le temps tout simplement parce que les règles édictées reposent sur des bases scientifiques assez faibles. En fait, un des problèmes aigus aujourd'hui est que le lait de la mère transmet divers polluants organiques persistants et d'autres composés néfastes comme le Bisphénol A si on n'y prend pas garde.

La mère accumule en vingt-cinq ans, âge moyen du premier enfant, diverses substances indésirables dans son tissu adipeux et une partie du lait maternel en contient. Certains font remarquer à juste titre que le lait de vache doit renfermer moins de polluants car la vache a en moyenne 2,5 ans lorsqu'elle fournit du lait. On est face à un vrai dilemme en termes de risques/bénéfices concernant l'allaitement maternel. C'est une véritable question de société qui est débattue dans de nombreux pays. Elle est sans solution dans l'immédiat, si ce n'est qu'il est impératif de tout faire pour limiter les émissions de substances polluantes et l'exposition des mères aux perturbateurs endocriniens. On est néanmoins très surpris de l'importance insuffisante que semblent accorder les responsables sanitaires à cette question.

Les premiers hommes consommaient-ils le lait d'animaux, et notamment de vache ? La réponse est négative puisque celle-ci ne peut se concevoir que dans le cadre de l'élevage à partir du néolithique. L'homme peut-il potentiellement consommer des produits laitiers ? La réponse est positive, car il s'agit d'un omnivore qui possède les enzymes intestinales nécessaires à sa digestion, même si certaines personnes assimilent mal le lactose, le sucre du lait, par un déficit en une enzyme, la lactase – dont la concentration a tendance à diminuer avec l'âge.

Contenu nutritionnel des produits laitiers

Les produits laitiers contiennent des protéines de bonne valeur biologique, du calcium, du phosphore, du zinc et du magnésium, des vitamines du groupe B mais aussi de la matière grasse laitière. Les produits laitiers entiers renferment également des vitamines D et A. La concentration en acides gras saturés, notamment dans le beurre et les fromages secs, est élevée et certains de ces acides gras consommés en excès sont athérogènes, c'est-à-dire favorisent le dépôt de plaques graisseuses dans la paroi des artères, ce qui contribue à les boucher et au développement de maladies cardiaques. Parallèlement, toutes les études ne vont pas dans le même sens, car certaines insistent sur l'ensemble des constituants de la matière laitière et non uniquement sur certains acides gras saturés. Quant à la nourriture des animaux, elle influe beaucoup sur la nature même des composants des produits laitiers.

Concernant les produits laitiers ultrafrais comme les yaourts ou divers desserts lactés, ils contiennent souvent, en dehors des produits nature, de multiples additifs. Des émulsifiants, des arômes de synthèse, des gélifiants (gélatine de porc très fréquente et mal mentionnée) font partie des éléments souvent ajoutés, sans compter du sucre en excès, et, pour les produits light, des édulcorants de synthèse. À notre sens, la consommation des produits bio qui contiennent par définition moins de résidus et d'ajouts chimiques est à encourager.

Analysons les arguments des « antilait »

La consommation de lait peut induire l'apparition de diabète du type 1, c'est-à-dire insulinodépendant.

Il existe des études qui corroborent cette hypothèse. On trouve chez certains consommateurs diabétiques des anticorps contre les protéines de lait. Ce qui surprend est la soudaine augmentation de ce type de diabète chez les enfants. Est-ce la nature actuelle du lait qui est en cause ? La façon de le transformer, notamment les processus industriels destinés à assurer sa conservation ? La modification de la flore intestinale ? Tout cela est loin d'être parfaitement élucidé.

L'alimentation de type méditerranéen, pauvre en produits laitiers, assure une bonne longévité.

Il est exact que l'alimentation méditerranéenne traditionnelle est riche en fruits et légumes, en huile d'olive, et pauvre en lait de vache ainsi qu'en viande. Les produits laitiers n'étaient pas exclus, mais les vaches ne s'acclimataient pas à ces régions ; ce sont les fromages de chèvre et de brebis qui étaient traditionnellement consommés. Nul doute que des repas riches en fruits et légumes, frugaux, et une façon de vivre plus lente – avec notamment la généralisation de la sieste – favorisaient un meilleur état de santé.

Le lait pourrait favoriser l'apparition de certains cancers.

Difficile d'établir clairement un lien de causalité : par exemple, le calcium protégerait – il faut employer le conditionnel – des cancers des intestins, mais selon les doses consommées il pourrait favoriser le cancer de la prostate.

Les éléments du lait agissent sur une molécule secrétée par le foie appelée IGF1 (*insuline-like growth factor*) qui est considérée par certains comme un promoteur de cancers, du fait de ses propriétés anabolisantes. Cependant, il faut être très prudent avec ce type d'interprétation.

Il n'y a pas de preuve de l'intérêt de la consommation de trois produits laitiers par jour.

La consommation de trois produits laitiers résulte d'un consensus d'experts présentant certaines limites. Il faut bien reconnaître que cette recommandation est insuffisamment étayée sur le plan scientifique.

Pour notre part, il nous semble que le problème principal du lait et des produits laitiers tient à la nourriture des animaux. Celle-ci s'est améliorée, mais les efforts qualitatifs restent à poursuivre. L'objectif recherché ne doit pas être la croissance et les rendements les plus rapides possible et à moindre coût, car cela a de multiples conséquences notamment sur la nature même du lait. Enfin, il est tangible qu'une certaine forme de transformation du lait, notamment pour le conserver, le dénature en partie. Les allergies et intolérances aux produits laitiers semblent en augmentation.

Intérêt des laits de chèvre ou de brebis

Leur goût assez typé est intéressant, cela explique en partie la progression de la consommation de fromages de chèvre :

+ 5 % en 2009, alors que celle des fromages de vache diminuait parallèlement de 15 %. Les brebis et chèvres ont tendance également à être mieux nourries que les vaches, mais cela ne vaut pas pour tous les ovins. Insistons sur le fait qu'il paraît évident que l'alimentation du bétail bovin, ovin et caprin devrait être, dans bien des cas, améliorée, c'est-à-dire être plus naturelle.

Sur le plan strictement nutritionnel, les laits se ressemblent ; celui des ovins et caprins est un peu plus gras et peut provoquer des allergies parfois sévères.

À savoir :

• **Ne choisir que des produits issus de l'agriculture biologique** en attendant un label du type « uniquement nourri à l'herbe » pour des produits non bio, dits conventionnels.

• **Éviter la consommation des desserts lactés sucrés ou édulcorés.** Faites vous-même vos yaourts nature dans des pots de verre. Y ajouter éventuellement un peu de compote ou de confiture, de préférence maison bien sûr. Pour les yaourts de brebis, choisir les produits bio également, dans les pots en verre en pensant à la planète et à l'accroissement inimaginable des déchets plastiques ; on en trouve de bonne qualité notamment dans les marques de distributeurs (en grande surface). Idem pour les fromages blancs, la faisselle, mais malheureusement ils sont rarement conditionnés dans du verre.

• Ne pas bannir le beurre ni le fromage de son assiette, mais **ne consommez que du vrai bon beurre, c'est-à-dire doux, sans sel,** de baratte malaxé selon des méthodes proches de celles d'autrefois et bio.

• **Pour les fromages, choisir ceux de votre terroir et en quantité limitée** : 60 g/jour, ce qui correspond à l'équivalent d'1/8 de camembert 2 fois par jour, à limiter de façon plus importante en cas de recherche de contrôle du poids.

LES POISSONS ET DIVERS PRODUITS DE LA MER ET D'EAU DOUCE

Peut-on encore manger du poisson ?

Manger du poisson est considéré comme bon pour la santé, donc vivement recommandé sur le plan nutritionnel. Mais quels types de poisson faut-il consommer et en quelle quantité si l'on tient compte de la pollution de l'univers marin et des conditions pas toujours recommandables des élevages, notamment dans certains pays d'Asie ? La logique voudrait qu'on s'abstienne alors de consommer des aliments contaminés. Or, malgré la présence possible de méthylmercure, PCB (polychlorobiphényle)..., dans certains poissons, on considère que, pour notre santé, il vaut mieux en consommer malgré le risque de pollution ! Pour les fruits et légumes, la viande, les produits laitiers, on peut toujours choisir du bio qui, globalement, est moins contaminé par les produits chimiques que les aliments conventionnels. Pas si simple pour les poissons et produits de la mer. Heureusement, les contaminations sont loin d'être généralisées dans la chair des poissons ou atteignent, en termes de concentration, souvent des niveaux considérés comme négligeables. Mais nous n'avons pas le pouvoir de détecter un poisson contaminé par ces toxiques et les niveaux de concentration.

L'importance de la consommation de poisson

Un consensus se dégage pour expliquer que le développement cérébral harmonieux de l'homme est en grande partie lié à une présence suffisante d'acides gras oméga 3 dans son alimentation. Cette substance indispensable au bon fonctionnement du cerveau, et que l'homme ne sait pas fabriquer, se trouve en abondance dans divers poissons dits « gras ». L'archéopaléontologie donne des pistes qui indiquent l'importance de la consommation de poisson par les premiers hommes, ce qui avait été assez négligé jusqu'à présent. On trouve aussi des acides gras oméga 3 dans les viandes d'animaux nourris à l'herbe, comme indiqué précédemment, et dans certaines huiles végétales.

Si on fait un bond au Moyen Âge, on mangeait du poisson de mer et d'eau douce. La part du poisson dans l'alimentation était bien sûr variable selon les régions, plus abondante en bord de mer et plutôt d'eau douce dans l'intérieur des terres, mais les archives montrent que l'aquaculture a été très anciennement pratiquée à des fins alimentaires. La consommation de poisson, au-delà de l'acte nutritif, était aussi un acte culturel et religieux. Dans une société fortement imprégnée de chrétienté, le poisson est un mets de carême et de jours « maigres » où on ne doit pas manger de viande. Le brochet était à l'époque une des espèces dominantes, il était consommé par le peuple, tout comme le saumon, la truite de rivière, les perches, les barbeaux, les anguilles. Bien sûr, le poisson n'était pas tous les jours sur les tables des plus pauvres, mais la pêche était autorisée à des fins personnelles. La pisciculture dans les étangs était quant à elle confiée à des professionnels qui en achetaient la charge. Au bord des mers, en fonction des zones géographiques, le hareng, la lotte… étaient présents en abondance et on a très tôt pêché avec des filets. Les écrits et mosaïques nous montrent que dans l'Antiquité les Romains étaient déjà des amateurs de poissons et qu'ils assaisonnaient volontiers leurs plats avec du garum, issu du poisson fermenté au goût proche du nuoc-mâm asiatique actuel.

Intérêt nutritionnel des poissons et des produits de la mer

L'apport en protéines de bonne qualité nutritionnelle est un des atouts des poissons, tout comme leur teneur en bonnes graisses pour les plus gras d'entre eux. Comme vous le savez, on distingue les poissons dits maigres, ceux qui ont la chair blanche, et les poissons gras à la chair plus foncée.

– les poissons maigres avec 0,5 à 5 % de matières grasses sont par exemple la sole, la limande, la dorade, le colin ;

– les poissons gras, qui renferment 5 à 10 % de matières grasses, sont représentés par le maquereau, la sardine, le thon, le saumon, et les plus gras (plus de 10 %) sont les harengs et les anguilles.

Ces poissons gras contiennent ces fameux acides gras oméga 3 dont l'EPA (acide eicosapentaénoïque) et le DHA (acide docosahexanoïque) nécessaires au bon fonctionnement du cerveau, à la protection du cœur et des vaisseaux, et contre les phénomènes inflammatoires. Les poissons stockent dans leur chair les oméga 3 (EPA et DHA) qui proviennent essentiellement du plancton. Les poissons d'eau douce en fabriquent un peu.

Concernant les autres matières grasses, les crustacés, comme les crevettes, langoustines, ont la réputation d'apporter du cholestérol, mais celui-ci est surtout présent dans les structures nerveuses, c'est-à-dire dans la tête qui ne se mange pas. Les poissons et les fruits de mer contiennent divers minéraux et vitamines, du fer bien assimilable (mais en concentration moindre que pour la viande), de l'iode indispensable pour assurer le bon fonctionnement de la glande thyroïde et éviter la formation de goitres, du sélénium et du sodium (sel, NaCl) qui est paradoxalement en même concentration chez les poissons d'eau de mer et d'eau douce. Les mollusques contiennent en plus d'assez fortes teneurs en zinc, notamment les huîtres. Les vitamines présentes sont celles du groupe B nécessaires au bon fonctionnement du cerveau et à la formation des globules rouges, avec en plus des vitamines A et D pour les poissons gras.

Poissons sauvages ou poissons d'élevage

La teneur en lipides, oméga 3, peut être plus élevée pour certaines espèces sauvages que pour celles d'élevage (saumon par exemple) mais, en fait, les variations en acides gras oméga 3 sont surtout dépendantes des saisons. Ainsi, en mars, pour les poissons sauvages comme les sardines, le taux de lipides est de 1,2 g pour 100 g de chair, son niveau le plus faible, et à son maximum en septembre : 18,4 g ! De telles variations ne s'observent pas dans les élevages ; en revanche, la teneur en lipides de la chair dépend alors de la nourriture donnée. Quoi qu'il en soit, seule l'aquaculture pourra faire face à la demande croissante de poissons – 75 % des stocks naturels de poissons sont considérés comme surexploités ou, plus officiellement, « exploités à leur maximum ». Encore faut-il, pour l'aquaculture, ne pas dépeupler les fonds marins pour nourrir les poissons ! Il est donc nécessaire de favoriser l'élevage de poissons herbivores. Enfin, il faut veiller à promouvoir une aquaculture propre, la moins polluante possible, maîtrisée en termes d'hygiène, de contamination virale, bactérienne et parasitaire des poissons, ce qui est loin d'être encore le cas.

Les principales fermes aquacoles élèvent en Europe des poissons comme le saumon, le bar, le turbot et la daurade. Sur les étals, on voit aussi des pangas, des carpes « du Nil », des tilapias qui sont souvent issus d'élevages peu contrôlés ; les poissons y sont parfois « gavés de substances illicites de tous ordres », selon l'agronome P. Weill. Il faut donc être attentif à l'origine des poissons, choisir ceux issus de fermes d'Europe bien qu'elles ne soient pas exemptes de problèmes, liés notamment à la concentration des poissons qui peuvent se transmettre diverses maladies.

Pour le poisson sauvage, une autre source d'inquiétude vient du déclin du plancton. Avec le réchauffement climatique et les déséquilibres écologiques associés, le plancton, fait de microvégétaux et d'algues en suspension associées à des microcrevettes, méduses, mollusques, se raréfie dans de nombreuses mers, surtout polaires et tropicales. Or le phytoplancton est un élément clé de la chaîne alimentaire puisqu'il alimente les petits poissons, qui eux-mêmes servent de proies à des animaux plus gros. De plus, ce phytoplancton produit aussi la moitié de l'oxygène que nous respirons, c'est pourquoi nous devons tout faire pour le préserver.

La pollution des mers et des rivières

La surpêche, la destruction progressive des milieux aquatiques et la pollution ne sont pas pris suffisamment en compte par les pouvoirs publics. Les politiques achètent la paix sociale des pêcheurs et laissent certains d'entre eux contester le bien-fondé des analyses scientifiques concernant l'épuisement des ressources, d'où les remises en cause perpétuelles des quotas de pêche. Mais la disparition des poissons est un phénomène planétaire, donc par essence difficile à régler entre les États de façon consensuelle. Il faut savoir que des mesures urgentes sont à prendre car la régénération des populations de poissons est complexe lorsqu'un équilibre a été rompu et, malheureusement, il ne suffit pas de limiter la pêche pour reconstituer les stocks lorsqu'ils se sont effondrés.

Les poissons de mer comme de rivière sont soumis à divers polluants et parmi eux les PCB (polychlorobiphényles), le méthylmercure et différents autres polluants.

Certains de ces polluants sont dits « persistants » et ont la particularité de se concentrer dans la matière grasse des poissons. Quant aux poissons d'élevage, ils ne sont pas épargnés par ces mêmes polluants, parfois en plus faible concentration, et, de plus, du fait de leur nombre, ils peuvent développer des maladies et parasitoses qu'il faut traiter avec divers produits médicamenteux.

Quels sont les risques pour la santé ?

Il y a toujours eu, au fond des océans et en eau douce, un fond géochimique d'éléments comme l'arsenic, le mercure et même le méthylmercure (une forme particulière de mercure issue de la pollution mais aussi, naturellement, de la transformation du mercure par certaines bactéries). L'excès de méthylmercure a des conséquences défavorables sur le développement cérébral, mais tout dépend du degré d'exposition, d'où les recommandations ci-après.

Heureusement, diverses analyses montrent qu'aucun produit aquatique ne cumule individuellement l'ensemble des contaminants. Reste que des mesures draconiennes doivent être prises concernant les résidus de pesticides et de médicaments présents dans les eaux douces qui se déversent ensuite dans la mer. Les zones les plus polluées sont connues et des mesures d'interdiction de pêche ont été prises par zone ou par espèce, comme pour les PCB présents dans le Rhône, pour les sardines dans la baie de Seine. Mais on sent toujours une frilosité des politiques à prendre des décisions pourtant indispensables.

Heureusement, l'homme a une capacité non négligeable de détoxification au niveau du foie, de réparation des cellules lésées, car il a toujours absorbé des produits toxiques en petite quantité. Mais tous ces systèmes fonctionnent à condition qu'ils ne soient pas dépassés.

Aujourd'hui, on s'accorde à dire qu'en l'état actuel de nos connaissances scientifiques, le bénéfice de la consommation de poisson est supérieur aux inconvénients, mais il faut prendre certaines précautions.

À savoir :

• **La consommation de poissons riches en acides gras oméga 3 (EPA – DHA) est nécessaire à l'équilibre nutritionnel et à la prévention des maladies cardiaques et vasculaires, la préservation de la mémoire et le développement cérébral...** On considère actuellement que les besoins, notamment en oméga 3, sont couverts par la consommation de poissons gras une fois par semaine[21].

• Pour les femmes enceintes, les poissons à éviter sont ceux qui sont le plus à risque de contamination. Selon les recommandations officielles : « Éviter la consommation d'espadon, de marlin et de siki et ne pas consommer plus d'une portion de poissons prédateurs sauvages par semaine, en plus de leur consommation habituelle de poissons non prédateurs. » Il faut bien sûr ne pas consommer ceux des zones les plus contaminées, notamment issus de la pêche amateur. En France, les zones à risque sont régulièrement mises à jour par le ministère de l'Agriculture et de la Pêche.

• Pour les autres produits de la mer, **choisir plutôt les crevettes sauvages des mers du Nord (Norvège) qui sont moins parasitées que celles des mers tropicales.** Pour les mollusques (moules, huîtres) qui filtrent l'eau de mer et peuvent concentrer des polluants, il n'y a pas de consignes particulières si ce n'est de les consommer occasionnellement et plutôt cuits que crus pour éviter en plus les risques de contamination par des bactéries de type salmonelle. De tous les produits de la mer, ce sont les crustacés (crevettes...) qui concentrent le moins de polluants selon l'avis de l'Agence sanitaire française. Mais il existe des différences selon les zones d'élevage (de nombreux producteurs de Madagascar et d'Équateur, par exemple, font des efforts pour améliorer la qualité de leurs élevages).

LE SEL

Le sel a été historiquement une denrée rare et était *de facto* peu consommé par nos ancêtres – les estimations sont de moins de 2 g par jour au paléolithique et même au Moyen Âge. De nombreux aliments contiennent par eux-mêmes des sels minéraux et l'ajout inconsidéré de sel dans les aliments est à l'origine de bien des maladies dites de civilisation. Les recommandations de consommation sont de 5 g par jour et la moyenne actuelle de prise quotidienne en France est de 8,4 g, certains – amateurs de frites, de chips, de plats cuisinés industriels et grands consommateurs de pain – atteignant entre 12 et 25 g par jour.

Seul 10 % du sel absorbé provient des aliments eux-mêmes sous forme de sels minéraux ; le reste, 90 %, correspond à du sel ajouté : industriellement, dans le pain, mais aussi individuellement lors de la confection ou de l'assaisonnement des plats.

Quelles conséquences sur la santé ?

Le sel en excès est considéré par les cardiologues comme « un tueur silencieux » qui agit progressivement et sans bruit. Les conséquences d'une consommation excessive de sel sur la santé sont bien connues depuis plusieurs années : développement des maladies cardiaques et vasculaires, hausse de la tension artérielle pour ceux qui y sont sensibles (30 % de la population), risque accru de développer un cancer de l'estomac.

Par ailleurs, plus on prend du sel, plus on a tendance à boire sucré, et cela est particulièrement vrai pour les enfants. Selon une étude britannique, la réduction de l'apport en sel pourrait permettre de lutter contre l'obésité infantile[22]. « Si les enfants de 4 à 18 ans diminuent de moitié leurs apports en sel (par exemple une réduction moyenne de 3 g par jour), cela entraînerait une baisse d'environ deux boissons sucrées par semaine, soit une diminution de l'apport calorique de 250 Kcal par semaine. Non seulement la réduction de l'apport en sel réduirait la pression artérielle chez l'enfant, mais elle pourrait aussi jouer un rôle pour réduire l'obésité. »

L'excès de consommation de sel et la faiblesse de consommation des fruits et légumes – qui caractérisent l'alimentation occidentale – ont modifié un équilibre fondamental de notre physiologie : les échanges entre la cellule elle-même et le milieu dans lequel elle baigne, lymphe et sang. Le sang, qui est salé, contient du sodium alors que le potassium est dit « intracellulaire », car fortement présent à l'intérieur des cellules. Les échanges entre ces deux milieux sont permanents. Le déséquilibre des apports en sodium/potassium, en plus des maladies cardio-vasculaires, semble favoriser divers troubles comme l'excès de fatigue, et certaines tendances dépressives pourraient être expliquées par ce processus.

Les plats tout préparés industriellement contiennent généralement beaucoup trop de sel, mais il est difficile de savoir précisément combien. Les pouvoirs publics, qui recommandent depuis longtemps de réduire la consommation de sel, n'imposent pas pour autant aux industriels d'indiquer la concentration en sel de leurs produits. Cette mesure pourtant simple permettrait d'établir des comparaisons entre les différents produits, ce qui entraînerait les fabricants vers un cycle plus vertueux. Au lieu de cela, la dernière « trouvaille » est la mise au point d'un arôme de sel de synthèse qui pourrait remplacer en partie le sel dans les plats industriels. On arrive à une dénaturation totale des aliments en remplaçant le sel par un arôme de sel, le sucre par un édulcorant, le gras par des émulsifiants... C'est mal connaître la physiologie humaine que de croire que l'on peut leurrer en permanence l'organisme sans que cela ait des conséquences.

À savoir :

Il est impératif de limiter la consommation de sel, mais comment s'y prendre ?

• Il y a les « accros » au sel, ceux qui, parfois dès leur plus jeune âge, ont consommé des produits assez salés, et se sont habitués à ce goût. Ils ont l'impression qu'ils ne pourront plus jamais s'en passer. Il est pourtant possible de se « sevrer » ; le plus simple est de se donner quinze jours d'une alimentation vraiment peu salée en utilisant par exemple des poivres (blanc moins « piquant » que le noir...). Il faut faire cet effort et au bout de ces quinze jours, généralement, l'appétence pour le sel commence à diminuer.

• **Réduire la consommation de produits transformés**, des plats prêts à consommer et de pain ; se passer également de certaines céréales du petit déjeuner, et bien sûr des chips, des frites...

• **Limiter le sel lors de la cuisson des aliments** et en assaisonnant.

• **Pas de salière sur la table** permet d'éviter la tentation d'en rajouter.

• Utiliser des herbes aromatiques, laurier, bouquets garnis dans la préparation des plats, mais aussi pour cuire les pâtes, le riz et différents mets.

• Cuisiner avec des sauces à l'eau (lait d'amande, citron) ou utiliser les marinades, des sauces aqueuses au vin. Les possibilités sont multiples avec quelques astuces culinaires.

• **Bien choisir son sel.** Quelques règles peuvent vous aider dans votre démarche. Ne choisir que du sel de mer, pour l'apport en iode (de nombreux sels ont aussi de l'iode ajouté). Éviter les sels contenant des antiagglomérants type E535 (ferrocyanure) qui empêchent que les grains ne collent entre eux mais peuvent, comme de nombreux additifs, favoriser les allergies ; de multiples sels non raffinés n'en contiennent pas, choisissez ceux-là. Malheureusement, des doutes existent sur la présence de nanoparticules comme d'antiagglomérants et l'étiquetage est peu informatif encore actuellement sur le sujet. Choisir des sels composés avec des aromates : sel aux herbes (Herbesan® contenant céleri...), Gomasio avec 5 % de sel et 95 % de sésame grillé.

PRODUITS INDUSTRIELS SUCRÉS

Du sucré partout

Jamais l'homme n'a mangé autant de sucre que depuis cinquante ans. Nous en consommons dix fois plus qu'il y a un siècle et demi. Comment imaginer que cela ne laisse pas de traces sur le métabolisme et le fonctionnement du pancréas ? Ce sucre est essentiellement caché, dissimulé dans de nombreux produits fabriqués par l'industrie agroalimentaire. Les produits industriels sucrés solides sont ainsi définis par la réglementation : « Des préparations alimentaires dans lesquelles le sucre constitue l'élément dominant, à l'exclusion des confitures, gelées et marmelade. » Outre du sucre, les produits sucrés peuvent contenir de fortes concentrations de matières grasses (friandises diverses), du sel, de l'amidon (un autre glucide), mais aussi divers additifs alimentaires comme les colorants, gélifiants, arômes de synthèse. Les desserts lactés sucrés, différents plats préparés, des biscuits et autres produits « céréaliers » comme certaines céréales du petit déjeuner, pâtisseries, viennoiseries, pains industriels et un nombre considérable de confiseries ont des concentrations parfois élevées en sucre ajouté.

Différents types de sucre sont utilisés, du sirop de fructose, du sirop de glucose, obtenus par des procédés industriels à partir des céréales (dégradation de l'amidon), du sucre inverti (sucre industriel contenant du fructose et du glucose en quantités similaires) ainsi que du saccharose qui correspond étymologiquement au vrai « sucre » issu de la betterave ou de la canne à sucre.

Les produits sucrés industriels ont-ils un intérêt nutritionnel ?

La plupart des produits industriels sucrés, c'est-à-dire avec sucres ajoutés, sont sans intérêt. Ils sont souvent pauvres en vitamines et en minéraux et, par le rassasiement qu'ils procurent, ils limitent *de facto* la consommation de produits qui en sont riches, comme les fruits et légumes.

En cas de consommation excessive, en particulier de sirop de fructose, on observe chez les personnes sensibles une hausse de certaines graisses du sang, les triglycérides, qui menacent le cœur et le cerveau. En excès, les sucres épuisent le pancréas : on passe d'une élévation transitoire de sécrétion d'insuline pour métaboliser l'augmentation de sucre dans le sang à un défaut de production, ce qui participe à favoriser le développement du diabète. Une alimentation trop riche en produits sucrés industriels déséquilibre la ration alimentaire et favorise la prise de poids. Pour autant, il ne faut pas bannir la consommation des produits au goût sucré et surtout pas celle des fruits frais dans le cadre d'un bon équilibre alimentaire.

L'alternative est-elle la consommation d'édulcorants comme l'aspartame ou la stévia ?

Par édulcorants, il faut entendre tous ces produits au goût sucré et qui ne contiennent pas de sucre mais de l'aspartame, de l'acésulfam K, de la saccharine (il existe différents types d'édulcorants, voir annexe 10) ou des produits plus « naturels » comme la taumatine ou la stévia.

Tous ces produits sont censés vous aider à mieux contrôler votre poids, voire vous aider à maigrir. Quel leurre ! Non seulement ils sont inutiles, mais ces édulcorants peuvent même favoriser le surpoids selon diverses études. Sur le plan de la toxicité, des études parfois alarmantes ont conduit des toxicologues à émettre des réserves sur la consommation d'aspartame.

Faut-il alors se tourner vers la stévia, présentée comme le produit miracle ? La stévia est une plante utilisée par les Indiens d'Amérique du Sud depuis des siècles. Ce sont les feuilles qui étaient consommées et pas uniquement son extrait, le rebaudioside A, une poudre blanche dont l'autorisation de commercialisation a été donnée récemment. Jamais, historiquement, il n'a été utilisé sous cette forme. Des études qui ont accompagné l'autorisation sont venues fort à propos lorsque des grands groupes industriels ont manifesté leur intérêt pour son utilisation[23]. Depuis des années, les études signalaient des effets négatifs, mais était-ce pour ne pas faire de l'ombre aux édulcorants de synthèse ? Actuellement, les grands groupes mondiaux commercialisent les deux, à la fois l'aspartame et la stévia. Or, comme cette dernière a un goût naturel de réglisse très prononcé, les industriels doivent souvent la mélanger à d'autres édulcorants de synthèse ou du sucre. En outre, la majeure partie de la stévia qu'on trouve en France semble venir de Chine – or il existe des interrogations quant aux modes de culture. La mention « plante originaire d'Amérique du Sud » sur l'étiquette n'indique pas le lieu de culture ! Il y a aussi un manque d'information concernant les techniques d'extraction de cette rebaudioside A.

Enfin, la stévia n'est pas plus utile que les autres édulcorants pour vous aider à contrôler votre poids, et cela peut paraître paradoxal avec un produit pauvre en calories. Le sucre absorbé induit au niveau du cerveau, en situation normale, le signal d'un certain degré de rassasiement par l'activation de récepteurs spécifiques. Les édulcorants qui ne sont pas des sucres ne se fixent pas sur ces récepteurs et la tendance est alors à plus manger (30 à 50 % selon diverses études). Il y a aussi un facteur psychologique puisque certains de ceux qui utilisent des produits allégés en sucre ont l'impression de faire des « efforts » et s'octroient ensuite des « récompenses » grasses... et sucrées ! Différents autres mécanismes physiologiques expliquent les résultats de certaines études. Enfin, la poudre de stévia pure est fort chère. Pourquoi ne pas consacrer ce budget à l'achat de fruits et légumes de qualité ?

Finalement, les édulcorants, quels qu'ils soient, font partie des produits inutiles sur le plan nutritionnel et en termes de contrôle du poids ; cela est difficile à avancer face au rouleau compresseur des messages marketing et publicitaires qui tentent de vanter les mérites des édulcorants, relayés naïvement ou de façon intéressée par divers médecins et scientifiques.

À savoir :

Jamais, historiquement, l'homme n'a consommé autant de sucre ou de faux sucre, ce qui va à l'encontre de sa physiologie. Mais quelles sont les bonnes quantités de « sucre » à consommer ? Si l'on en croit les dernières recommandations américaines[24], l'apport en sucre ajouté dans l'alimentation ne devrait pas dépasser 5 % des apports caloriques totaux, soit environ 100 Kcal chez la femme (total moyen des apports énergétiques 1 900 Kcal) et 150 Kcal chez l'homme (total moyen des apports énergétiques 2 400 Kcal). Concrètement, les recommandations sont les suivantes :

• Nous devrions consommer les mêmes produits sucrés que nos lointains ancêtres, à savoir : miel ou confiture le matin (2 c. à café rases) ; fruits frais ; fruits secs (abricots, pruneaux, figues, voire dattes, mais non enrobées de sirop de glucose...).

Les produits avec sucres ajoutés devraient être limités au maximum :

• Pas ou le moins possible de desserts lactés sucrés industriels.

• Pas ou le moins possible de biscuits, brioches, pains industriels, céréales du petit déjeuner et différents autres produits céréaliers sucrés mais aussi gras (huile de palme...). Tous ces produits n'ont été introduits dans l'alimentation que récemment sous cette forme.

• Pas de plats cuisinés préparés ou le moins possible. Prise très occasionnelle ou en dépannage. Bien lire les étiquettes.

• Choisir *a priori* les produits « sans sucre ajouté », mais cela peut cacher la forte présence de sucre dans le produit initial et parfois la présence d'édulcorant !

• Éviter tous les produits mentionnant la présence de sirop de fructose ou de sirop de glucose.

• Pas de sodas et autres jus industriels, grands pourvoyeurs de sucre, sauf exceptionnellement. La présence d'édulcorant est indiquée notamment par les mentions « aspartame », « acésulfame K » (ou E951, E950).

• La consommation de sucre ajouté doit se résumer à la réalisation de gâteaux et tartes maison occasionnellement.

• La prise de chocolat en quantité raisonnable, en ne dépassant pas deux carrés par jour pour les consommateurs quotidiens. Il faut choisir les chocolats moins sucrés en lisant correctement les étiquettes, la liste des ingrédients étant mentionnée par ordre décroissant. Évitez ceux dont la liste des composants débute par le terme « sucre » et choisissez ceux indiquant en premier « pâte de cacao ».

• La dégustation de sorbets de bonne qualité doit être occasionnelle, idéalement à préparer soi-même.

Fruits et légumes

L'importance des fruits et légumes pour l'homme

Les végétaux ont toujours constitué une grande part de l'alimentation des hommes. Dès la préhistoire, il existait une variété impressionnante de végétaux consommés à la fois pour se nourrir et se soigner. Dans différents sites archéologiques, on a trouvé des restes d'arbres et d'arbustes comme des pommiers, des poiriers, des mûriers, mais aussi des vignes, des noisetiers, etc.

Encore il y a deux siècles, la diversité des fruits et légumes était bien plus vaste que celle proposée aujourd'hui. Heureusement, depuis quelques années, certains légumes oubliés, différentes espèces de fruits reviennent au goût du jour. Parallèlement, la mondialisation nous permet de goûter de nombreux fruits tropicaux, même si certains ne sont pas tout à fait adaptés à notre physiologie. C'est le cas, par exemple, du soja, mieux adapté pour les Asiatiques que pour l'homme européen, dit caucasien. De même les kiwis sont pourvoyeurs d'allergies alimentaires en Europe.

Intérêt nutritionnel des fruits et légumes

Ils apportent de multiples vitamines, dont les vitamines C, B9, le bêta-carotène, des minéraux en forte concentration, notamment du potassium qui est indispensable à nos cellules, du magnésium, et très peu de sel. Les fibres sont abondantes. L'homme a été programmé pour consommer tous ces végétaux et a besoin des éléments qu'ils renferment. Ces vitamines et autres micronutriments sont indispensables au bon fonctionnement des cellules de l'organisme, et certaines, comme la vitamine C, ne sont fournies que par l'alimentation. Qui plus est, les vitamines dites hydrosolubles (vitamines C et du groupe B) ne sont pas stockées et un apport quotidien est nécessaire. Tous les composés des plantes (phytocomposés) agissent en synergie, leurs effets ne s'additionnent pas, ils se multiplient. Actuellement, nous avons tendance à consommer, dans le cadre de la nourriture occidentale, trop peu de végétaux, d'où l'injonction répétée *ad libitum* par les pouvoirs publics de consommer au moins cinq fruits et légumes par jour.

Tous les fruits et légumes peuvent-ils être consommés ?

Sur le plan nutritionnel, tous les fruits et légumes peuvent être consommés régulièrement s'il n'existe pas individuellement d'allergie ou d'intolérance. Certains sont un peu plus sucrés que d'autres, notamment le raisin, l'ananas, la banane, mais aussi la betterave et les carottes cuites, les pommes de terre en purée.

Seule ombre au tableau : les pesticides dont sont arrosées les cultures maraîchères conventionnelles. Des résidus de ces produits, dont on connaît de mieux en mieux les effets néfastes sur la santé, peuvent être trouvés dans des proportions variables dans les fruits et légumes. Suffit-il de les laver pour diminuer la présence de pesticides ? Oui, mais la diminution est peu significative, car la plupart des pesticides employés ont des actions systémiques, c'est-à-dire qu'ils restent dans la plante, ainsi ils ne peuvent pas être éliminés par les eaux de pluie.

En règle générale, on considère que la moitié des produits conventionnels ne contiennent pas de résidus de pesticides – ils sont quasiment bio ; mais comment les reconnaître ? Pour les produits bio, le risque de pollution par des pesticides issus de cultures conventionnelles avoisinantes existe, mais reste limité. Ce sont donc les produits bio qui correspondent le mieux à notre physiologie et on doit encourager leur consommation. Pour autant, il faut vérifier que ces produits viennent d'Europe et ont été produits selon les normes européennes, car les cas de fraude au bio se multiplient, notamment en provenance de pays asiatiques.

À savoir :

• La consommation du **bio**, par la moindre présence de composés chimiques et donc de cocktails de pesticides, est bien sûr à encourager, simple question de bon sens.

• Réduire sa facture alimentaire est possible en choisissant les **fruits et légumes de saison**, ou surgelés. L'idéal est de pouvoir trouver des lieux de cueillette en libre-service. Les initiatives se développent partout en France et des agriculteurs proposent de venir dans leurs vergers pour « y cueillir ce qui vous plaît[25] ».

• Insistons sur le fait que le **chou** a été pendant plusieurs siècles un aliment de base de nos ancêtres. Il comporte de multiples éléments protecteurs, notamment contre les cancers et, par la vitamine K, présente dans toutes les crucifères, solidifie les os. Consommez des choux, tous les choux : vert, romanesco, chou-fleur, brocoli, de Bruxelles, crus ou cuits sous toutes leurs formes et associés à de multiples autres légumes.

• La consommation de **fruits secs** (oléagineux : noix, noisette, amande) est à encourager, tout comme celle des abricots, figues… en quantité raisonnable, c'est-à-dire 4 ou 5 par jour.

• Quelques exemples de fruits, légumes et plantes aromatiques que vous pouvez ramasser librement comme autrefois dans la nature lors de promenades :

Parmi les fruits et légumes à ramasser	Plantes aromatiques
Noisettes Pourpier Moutarde Fraise des bois Mûre des bois Framboise sauvage Sureau Myrtille	Aneth Céleri Cumin des prés Fenouil commun Églantier Marjolaine sauvage Thym Romarin Valériane

CHAPITRE 8

Pourquoi cette cacophonie nutritionnelle ?

Entre les études diverses, les injonctions contradictoires des médecins et des industriels, les habiletés du marketing et de la publicité, les campagnes de prévention, comment savoir quoi manger ? Cette cacophonie, savamment entretenue, crée une confusion dans l'esprit des gens. C'est son but : exaspérer pour qu'on finisse par se dire, « de toute façon, on ne peut plus rien manger », ce qui est le meilleur état d'esprit pour se laisser manipuler. De plus, face aux légitimes préoccupations des individus concernant leur santé, nombre d'industriels parent leurs nouveaux produits alimentaires d'un vernis scientifique censé cautionner des vertus diverses. Attention aux allégations santé avancées, elles sont souvent loin de correspondre à une réalité scientifique. Ne vous laissez pas piéger[1].

La responsabilité des pouvoirs publics

Face à une croissance exponentielle de l'obésité et de certaines maladies chroniques, on est en droit d'attendre des pouvoirs publics une réglementation adaptée. Car bien des solutions existent : interdire la présence de perturbateurs endocriniens ajoutés aux aliments ou présents dans certains plastiques alimentaires, améliorer l'étiquetage des produits, interdire également la présence de tout additif alimentaire considéré comme « cancérogène possible » ou « probable » pour l'homme par les instances internationales, sans parler du sirop de fructose ajouté dans nombre de produits dont les sodas et dont l'impact sur le développement de la graisse abdominale en cas de consommation excessive a été clairement démontré. La liste pourrait s'allonger indéfiniment.

Et pourtant, les pouvoirs publics n'agissent pas suffisamment, et cette inaction est coupable. Certaines décisions politiques importantes ont été prises, comme l'interdiction du Bisphénol A, qui entre bientôt en vigueur au niveau européen, les parlementaires ayant été plus sensibles aux arguments scientifiques du Réseau Environnement Santé qu'à ceux des agences sanitaires européenne et française ! Mais pourquoi n'existe-t-il pas une réglementation plus adaptée concernant d'autres substances, l'acrylamide par exemple, présente à des taux variables dans divers aliments comme les pétales de céréales du petit déjeuner, les chips ? Bien qu'elle soit classée comme « cancérogène probable pour l'homme » par les instances internationales, aucune réglementation n'impose de communiquer les taux d'acrylamide dans les aliments. Il en va de même avec l'additif alimentaire E320 ou le BHA, considérés comme « cancérogènes possibles » et pourtant présents dans de multiples préparations alimentaires et certains chewing-gums. Pour l'aspartame et l'étude danoise démontrant en 2010 l'impact de ce produit sur la gestation des femmes, il a fallu là aussi que le Réseau Environnement Santé alerte pour que les agences sanitaires européenne et française réagissent. Elles faisaient comme si cette étude n'existait pas, du moins n'avaient toujours pas réagi six mois après sa parution mais ont promis de le faire après l'alerte, début 2011. Est-ce ce fonctionnement-là que nous attendons des agences ? Et que dire de certains pesticides... Il faut tout mettre en œuvre pour limiter l'exposition des enfants et des femmes enceintes à ces substances.

En 2010, une commission pour la prévention et la prise en charge de l'obésité a été instituée par le président de la République. *A priori*, bonne nouvelle. Même si le ministère de la Santé avait déjà lancé un programme national Nutrition Santé (PNNS), dont les campagnes – manger des fruits et des légumes, diminuer le taux de sel dans les assiettes – ont été utiles pour sensibiliser le public. La cause de la réduction de l'obésité est d'importance et peut-être a-t-on considéré qu'il fallait aller plus loin, surtout pour dénoncer une certaine forme d'alimentation industrielle ? La composition de la commission : on y trouve le président du syndicat des industries agroalimentaires, un économiste qui travaille pour les industries agroalimentaires, des statisticiens qui travaillent pour les industries agroalimentaires... Tous ces experts proposent la réalisation d'un plan antiobésité sur trois ans, confié à un universitaire de renom et doté de 140 millions d'euros. Ce qu'il va produire ? Un nouveau rapport, des recommandations concernant notamment l'alimentation en collectivité, lesquels devront s'articuler avec le PNA (Plan national pour l'alimentation) du ministère de l'Agriculture, le PNNS 3 (programme national Nutrition Santé dans sa troisième version) du ministère de la Santé... Que de plans, que de rapports dans divers sens, alors que les actions à mener sont pour la plupart connues, on l'a vu. Officiellement, « la mission [de cette commission] est le renforcement de la recherche, de la prévention et de la prise en charge de l'obésité » avec les « partenaires publics et privés ». Ceux-là mêmes qui viennent de créer une fondation, « La Fondation française Alimentation Santé » ? Cette dernière devrait être dotée de plusieurs millions d'euros, notamment pour des actions de communication. Qui trouve-t-on à sa vice-présidence ? De nouveau, le président des industries agroalimentaires, ce qui n'est pas illégitime. Au « pôle action » de cette structure, le PDG de Danone France. Il reste à espérer que les représentants des ministères de la Santé et de la Recherche qui participent à cette institution tiendront leur rôle[2]. Quoi qu'il en soit, ils seront sous haute surveillance, non seulement celle des industriels eux-mêmes lors de leurs délibérations internes, mais aussi celle des réseaux associatifs comme le Réseau Environnement Santé qui analysera à la loupe leurs décisions.

Les industriels ou leurs représentants s'infiltrent partout avec l'aval des pouvoirs publics, ce qui ne peut que laisser perplexe. Non seulement ils peuvent contrôler une partie des décisions et des discours, mais, de plus, ils peuvent connaître en amont les décisions qui seront prises et adapter à temps leurs actions de marketing.

En matière de publicité, pourquoi les pouvoirs publics n'imposent-ils pas des mesures plus strictes ? Des associations de consommateurs[3], mais aussi de multiples scientifiques réclament des mesures réglementaires mieux adaptées pour les publicités destinées aux enfants. Ce ne sont pas des mesures qui résoudront tous les problèmes d'obésité, mais elles seraient symboliques, éducatives, et iraient dans le bon sens.

Il semble que les pouvoirs politiques croient encore à l'« autorégulation » possible des industriels de l'agrobusiness. Pourtant l'association UFC-*Que choisir ?* a démontré, preuves et chiffres à l'appui, l'« échec de l'autorégulation » de l'industrie agroalimentaire pour prévenir l'obésité infantile et demandé pour la énième fois un encadrement plus normatif des publicités en décembre 2010. Son président Alain Bazot est allé jusqu'à qualifier de « mauvaise farce » et d'« hypocrisie sans nom » cette autorégulation des industriels de l'agroalimentaire via des chartes signées avec le ministère de la Santé.

Les pouvoirs publics ont aussi autorisé la commercialisation d'une pilule, Alli, présentée comme aidant à maigrir. Une pilule perçue par certains comme « miracle », vendue en pharmacie sans ordonnance médicale et avec un encadrement des plus sommaires. L'accroche autorisée sur le site du fabricant est tout de même la suivante fin 2010 : « Vous cherchez à perdre du poids ? Alli récompense vos efforts. » Cela ne va-t-il pas à l'encontre de toute l'action d'éducation nutritionnelle encadrée par des professionnels de santé formés dans ce but, à savoir le diététicien et le médecin nutritionniste ? Certes, des garde-fous ont été mis en place en ne la mettant pas totalement en vente libre, mais après avis du pharmacien sur certains critères. Cela paraît bien insuffisant...

Les agences sanitaires nationales fondent beaucoup de leurs décisions sur l'autorité européenne, l'EFSA, pour l'alimentation. Or qu'apprend-on en septembre 2010 ? Que la présidente du conseil d'administration de l'EFSA est également membre du conseil d'administration d'une association regroupant les plus grandes entreprises de l'industrie agroalimentaire. Elle a « caché qu'elle appartenait aux instances dirigeantes de la branche européenne de l'International Life Science Institute (ILSI), où elle côtoie des représentants de dix grandes entreprises comme Kraft Foods, Nestlé ou Danone[4] ». La présidente, Diana Banati, n'a modifié sa déclaration d'intérêt que le 28 septembre 2010, à la suite de la révélation faite par un député européen, José Bové. Ce conflit d'intérêts flagrant ne peut que jeter le doute sur l'indépendance de l'EFSA[5]. Or ce type de collusion ébranle la confiance de l'opinion envers les pouvoirs publics.

Le scandale lié au Médiator® qui a éclaté en 2010 grâce à l'obstination d'un praticien hospitalier, le Dr Irène Frachon, participe à cette ambiance de légitimes soupçons. On pourrait multiplier les exemples, notamment avec le Chlordécone, un insecticide interdit aux États-Unis dès 1976 et qui ne le fut qu'en 1993 dans les bananeraies des Antilles françaises. « Comment la commission des toxiques a-t-elle pu ignorer les signaux d'alerte[6] ? » Procès-verbaux introuvables, signaux d'alerte ignorés, conflits d'intérêts : le dossier français de cet insecticide cancérigène est édifiant, constate pour sa part le journaliste Paul Benkimoun.

Une forme d'insensibilité et/ou de réactivité insuffisante des pouvoirs politiques aux éléments scientifiques concernant la dangerosité de telle ou telle substance industrielle présente dans l'environnement et l'alimentation est devenue vraiment problématique, comme nous le montrent de récents scandales. La négation culturelle du risque chimique et l'absence ou l'insuffisance de réactions aux signaux d'alerte amènent à se poser la question légitime de savoir s'il y a encore un ou des pilotes à bord pour agir efficacement. Parallèlement, de façon fort positive, se développent une conscience et une expertise citoyennes relayées par différents organes de presse. Pour le Bisphénol A, l'expertise du Réseau Environnement Santé était, faut-il le souligner, uniquement fondée sur des données scientifiques existantes, sur lesquelles, de façon stupéfiante, certains organismes publics avaient fait plus ou moins l'impasse. La suite se prépare avec l'aide de politiques de divers bords et d'associations concernant notamment les phtalates, le PFOA (revêtement antiadhésif de certaines poêles), le perchloroéthylène… et bien sûr divers pesticides et additifs alimentaires.

La responsabilité de certains groupes industriels et de quelques scientifiques

Les grands groupes industriels alimentaires et pharmaceutiques ne peuvent qu'être satisfaits de la situation actuelle, même s'ils se plaignent d'une réglementation qu'ils jugent excessive alors qu'elle est tout à fait insuffisante. Comment agissent certains industriels pour préserver leurs intérêts ?

Quelques groupes industriels contrôlent de plus en plus la recherche et ses orientations. Ils agissent habilement, en tant que financeurs ou cofinanceurs d'études. Il existe même des situations à peine croyables où l'État ne finance un programme de recherche que s'il bénéficie d'une aide du secteur privé. Résultat : ce sont les groupes industriels qui décident des études à aider et l'État suit. Le risque de véritables manipulations de la science existe, et, sans être naïf, il est déjà bien en place. Faisons un pas de plus : certains industriels peuvent financer des études qu'ils peuvent construire de toutes pièces. Comment ? Prenons l'exemple du Bisphénol A. Pour tenter de démontrer que cette substance, qui mime l'action des œstrogènes (oestrogénomimétique de synthèse), n'a pas ou très peu d'impact sur l'organisme, on peut prendre un modèle animal, les rongeurs. Pour être sûr du résultat, on leur donne à manger un mélange bien spécial à base de composés oestrogénomimétiques avant de commencer l'étude ; ainsi, les récepteurs aux œstrogènes des cellules du rongeur sont saturés par cette alimentation. Lorsqu'on introduit le Bisphénol A présent dans les plastiques, les oestrogénomimétiques de synthèse qu'ils contiennent n'ont plus d'espace pour se fixer (puisque saturés par ceux ingérés par voie alimentaire) et on peut ainsi démontrer qu'ils n'ont pas d'impact ! Avec une alimentation normale, on aurait eu des résultats fort différents. Ainsi, en fonction de l'alimentation donnée mais aussi de la souche de rongeur utilisée, il est possible de manipuler le résultat d'une étude et, en amont, de prévoir le résultat[7]. Il s'agit là d'un exemple d'astuces de laboratoires qui peuvent publier dans des revues très sérieuses ces résultats, qui ne sont pas faux, malheureusement, mais qui ont été orientés dès le départ. Voilà comment on peut influencer des études, contrecarrer celles qui ne sont pas favorables aux intérêts de certains industriels et développer une source de débat qui paralyse la prise de décision des autorités sanitaires. Certains scientifiques se laissent abuser, et, au-delà, le grand public. Les études scientifiques sont devenues de véritables armes marketing pour les industriels concernant les différents sujets alimentaires.

Parfois, il arrive que des études indépendantes soient publiées dans des revues de référence et dérangent les industriels et l'agrobusiness. Dans ces cas-là, toute une machinerie subtile se met en place à plusieurs niveaux. Les agences de communication conseillent généralement aux industriels de ne pas nier la réalité de l'étude, mais d'observer son impact, notamment médiatique. Si celui-ci est important, toute une artillerie se met en branle. Elle est tellement formatée que l'on peut vous la décrire aisément. L'objectif est de chercher à déconsidérer l'étude et à dénigrer l'auteur et ses commentateurs. Pour cela, les industriels font appel à des scientifiques qui vont se charger de la tâche. Nombreux sont en effet ceux qui leur sont redevables car ils financent peu ou prou leurs travaux, associations, instituts… et même plus ! On fait porter les critiques de l'étude selon le schéma suivant :

– L'étude a une « méthodologie critiquable » : même lorsqu'elle a paru dans une revue scientifique à comité de lecture, donc parfaitement validée par des pairs.

– L'étude « ne peut être prise en compte en l'état » : on feint ainsi d'ignorer l'alerte. On demande à la faire confirmer ou infirmer par d'autres études, ce qui prendra du temps, et on peut jouer la montre.

– L'étude « ne s'applique qu'aux animaux » et cela est « non prouvé pour l'homme ». C'est un argument qui peut se révéler de la plus parfaite mauvaise foi, car il est souvent éthiquement impossible de faire certaines études chez l'homme, notamment concernant les femmes enceintes et les embryons humains.

– Le chercheur ou médecin qui a fait ou commenté l'étude cherche « à faire peur » ou se « à se faire de la publicité ». Il s'agit du discours simpliste pour éviter d'affronter une certaine réalité scientifique tout en espérant créer un trouble dans l'esprit du public.

– Parfois on jette la suspicion sur l'auteur de l'étude et sur celui qui la communique : comment peuvent-ils avoir la prétention « de remettre en cause les avis des experts et des autorités sanitaires » ? C'est bien sûr oublier que la science évolue. Il a fallu trente ans pour s'apercevoir par exemple que le E128, colorant rouge, était toxique, et pour qu'il soit retiré du marché, sans parler de l'amiante, du Distilbène, du Chlordécone, du Médiator®... Les interactions entre les substances sont aussi fort complexes, et se découvrent au fur et à mesure des avancées, d'où l'importance d'être à l'écoute.

– Il y a aussi des interventions directes auprès des organismes publics ou privés pour faire pression sur les auteurs d'arguments qui dérangent, le conseil de l'ordre des médecins par exemple pour les praticiens – nous l'avons subi. Enfin, certains procès sont parfois intentés mais le risque est grand d'attirer fortement l'attention sur le sujet.

Évidemment, tous les scientifiques qui reçoivent des aides privées, nécessaires face au désengagement de l'État, ne jouent pas à ce petit jeu du dénigrement. L'immense majorité des scientifiques est d'une probité absolue, cependant nombre d'entre eux sont, en termes de communication, extrêmement prudents face aux signaux d'alerte pour ne pas compromettre de futurs financements ou leur carrière. D'autres ont été amenés à défendre des données qui se révèlent être obsolètes ou fausses par les nouvelles études, s'arc-boutant alors pour ne pas avoir à se déjuger ou par peur que leurs responsabilités ne soient engagées. Citons encore Martin Hirsch, qui révèle qu'il y a quelques années « les autorités publiques s'appuyaient pour leurs décisions sur un Institut national de la nutrition (IFN), qui faisait des travaux sérieux, mais très influencés par l'industrie agroalimentaire. Pour éviter que cette influence ne soit trop visible, il existait certains stratagèmes astucieux. Les travaux étaient validés par une instance composée d'experts indépendants, mais étaient préparés par des groupes de travail noyautés par les représentants de l'industrie. Autre stratagème habile : les scientifiques qui contribuaient aux travaux étaient bénévoles, mais chaque année un prix d'une valeur de 10 000 euros était décerné à l'un d'eux, choisi par le jury parmi les plus influents et les plus talentueux[8] ». Les industriels trouveront toujours, notamment grâce à leurs agences de communication, des arrangements, appelés « partenariats », qui sont rémunérés, avec des scientifiques. En soi, une caution scientifique n'est pas illégitime, mais elle le devient lorsqu'il s'agit d'influer directement ou indirectement sur la mise en avant d'études très partielles ou à des fins de marketing sous des habillages fort savants. Au final, le consommateur est désorienté, mais aussi parfois les médecins et autres professionnels de santé eux-mêmes. Les pressions subies par les lanceurs d'alerte peuvent être directes en modifiant les crédits de recherche, en influant sur les promotions, sur l'acceptation de publications… Autant d'années de gagnées, voire de décennies, pour continuer à assurer la tranquillité des industriels ! La bataille de la déontologie de l'expertise est engagée, elle est à la fois scientifique et politique. Il est aujourd'hui indispensable de créer une haute autorité de l'expertise pour faire reculer la désinformation et la cacophonie nutritionnelle.

Le levier de la publicité

La publicité est un des plus sûrs moyens de vous faire acheter en agissant à plusieurs niveaux. Directement, par des techniques sophistiquées de persuasion et de neuromarketing, et indirectement, par le simple fait qu'un industriel en tant qu'annonceur important peut inciter très subtilement les médias à la prudence quand il s'agit de critiquer ses produits. Il est vrai que les industriels n'aiment pas beaucoup ces émissions sur les entourloupes et arnaques concernant divers produits, et pas que dans le domaine alimentaire.

Quant au neuromarketing, il étudie la réponse du cerveau à un stimulus, que ce soit la vision du logo d'une marque, d'un packaging... avec la recherche au final, bien sûr, d'un comportement d'achat et de fidélisation. Tout cela fait l'objet d'études très poussées, qui vont au-delà de la compréhension de la simple « motivation » à acheter ; les recherches portent sur les indices subliminaux en utilisant la manipulation de l'inconscient qui influera sur le conscient pour amener à choisir un produit plutôt qu'un autre. Les techniques d'analyse du cerveau par imagerie médicale sont parfaitement au point. On mesure l'activité cérébrale et les circuits qui s'activent lors des stimuli marketing. Il faut que des zones du cortex soient correctement activées ainsi que des régions centrales du cerveau ; on parvient même ainsi à déterminer la satisfaction attendue avant qu'elle ne soit acquise !

Quelques solutions

– Ne vous laissez plus piéger par des slogans primitifs du type « on peut manger un peu de tout » : un peu de produits qui font grossir – soda, chips... –, un peu de produits qui favorisent les hausses de cholestérol dans le sang – biscuits, pâtisseries et multitude de produits transformés à base d'huile de palme, acides gras trans... –, le tout associé à des substances « cancérogènes possibles », et divers contaminants bien suspects pour la santé. Non, ce n'est pas la bonne démarche.

– La bonne attitude, aux antipodes, est de s'assurer d'avoir une information nutritionnelle indépendante, ce qui n'est pas toujours facile, et de trouver les clés pour mieux choisir ses aliments avec le moins de contaminants possible tout en préservant le bonheur de manger.

– Ne prenez plus des messages à caractère commercial comme des messages scientifiques sûrs ou de santé.

Notes

Introduction

1. E. Steliarova-Foucher *et al.*, « Geographical patterns and time trends of cancer incidence and survival among children and adolescents in Europe since the 1970s (the ACCIS project) : an epidemiological study », *Lancet*, 2004, 11, 364 (9451), p. 2097-2105.

CHAPITRE 1

Alimentation et santé : Attention, prévenir les dangers !

1. Ces chiffres sont issus d'une enquête ObÉpPi-Roche 2009. Les chiffres, s'ils peuvent varier d'une enquête à l'autre en fonction des méthodes employées, montrent la même évolution.

2. Pr Denise Anne Moneret-Vautrin (université de Nancy), symposium organisé par l'IFN en partenariat avec le département Alimentation humaine de l'INRA, novembre 2010.

3. Eaton S.B., « Paleolithic vs modern diets-selected pathophysiological implications », *Eur. J. Nutr.*, 39, p. 67-70, 2000 ; Cordain L. et coll., « Origins and evolution of the western diet : health implications for the 21st century », *Am. J. Clin. Nutr.*, 81, p. 341-354, 2005.

4. Parmi les sources courantes de vitamine B9 : laitue (150 à 320 µg pour 100 g d'aliments), mais aussi épinards, choux, haricots verts, petits pois ; noix, cresson (également fromage, notamment de chèvre) ; les aliments à forte concentration en vitamine B9 sont la levure et le foie de poulet (supérieur

à 700 µg pour 100 g), mais ce ne sont pas des aliments de consommation quotidienne.

5. Les recommandations « officielles » sont soit internationales (Organisation mondiale de la santé – OMS), soit européennes (Autorité européenne de sécurité des aliments – EFSA), soit nationales. Elles sont issues de consensus, mais évoluent. Nous ne les partageons pas nécessairement dans leur intégralité, notamment celles concernant les additifs alimentaires et l'usage des pesticides.

6. Il est indispensable de réduire les apports en sel qui sont beaucoup trop élevés dans les pays occidentaux, et notamment en France : 8,4 g de consommation de sel (NaCl) actuellement par jour (9,2 g pour les hommes et 7,6 pour les femmes selon Nutrinet 2010). Des chercheurs américains ont démontré qu'en réduisant la consommation de 3 grammes de sel, on éviterait environ 60 000 accidents vasculaires cérébraux (AVC) et 90 000 infarctus par an ! Les besoins physiologiques sont estimés à moins de 2 grammes par jour.

7. Les sucres consommés de nos jours le sont à 75 % sous forme « cachée » dans de multiples préparations ou dans diverses boissons.

8. La nature des apports en matière grasse s'est profondément modifiée ces dernières années. Les acides gras saturés, même s'ils ne sont pas tous à considérer de la même manière, ont des effets délétères, notamment ceux qu'on trouve dans les charcuteries, mais aussi dans les produits à base d'huiles de palme, de coprah (présentes notamment dans divers biscuits, chips, pâtes à tartiner...), lorsqu'ils sont consommés en excès, en favorisant les maladies du cœur et des vaisseaux. Quant aux acides gras oméga 6 (huile de tournesol...), apportés trop largement dans l'alimentation actuelle par rapport aux acides gras oméga 3 (poisson, huile de colza, noix), ils favorisent le développement de divers processus inflammatoires.

9. De multiples additifs alimentaires, la plupart de synthèse, ont envahi nos assiettes. Ce sont les colorants, conservateurs, acidifiants, agents d'enrobage... Ils sont nombreux à être totalement inutiles, comme par exemple les colorants, certains émulsifiants... Les conservateurs soulèvent quant à eux de nombreuses interrogations, même si historiquement la conservation des aliments a toujours posé problème. Le séchage était une forme de conservation utilisée, tout comme tardivement le sel et le sucre, car la forte concentration en ces produits ajoutés aux aliments empêchait le développement des micro-organismes, mais ils étaient coûteux. En fait, les aliments étaient essentiellement consommés de saison, et le meilleur garde-manger pour la viande était de conserver les animaux sur pattes et à proximité ! De nos jours, le froid est le plus judicieux moyen de conserver les aliments.

10. Curieusement, aucune étude sur l'interaction des additifs alimentaires entre eux n'est demandée avant la commercialisation de ces substances, ni d'études sur les effets cocktails – effets combinés – avec les résidus de pesticides pouvant être présents dans les aliments. Pourtant, dans un autre domaine, les interactions entre médicaments doivent être réglementairement indiquées, et c'est même la clé d'une bonne prescription par les médecins. Pour les additifs de synthèse, les risques d'interaction ne poseraient, semble-t-il, pas de problème pour les autorités sanitaires européennes ! Une position qui risque d'être démentie dans les années à venir.

A été définie une DJA, ou « dose journalière admissible », pour les additifs alimentaires, correspondant à la dose d'un produit chimique de synthèse que l'on peut prendre quotidiennement et « à vie » sans danger pour la santé. Mais cette notion n'est-elle pas en soi à revoir ? Qui peut avoir le recul nécessaire pour affirmer que consommer certains de ces produits chimiques, même à faible dose, pendant toute une vie n'a aucun impact sur la santé ? Le métabolisme d'un enfant est différent de celui d'un adulte, qui est lui-même différent en cas de prise de médicament. La DJA est-elle correctement calculée ? Il est légitime de se poser la question, car elle ne tient pas compte des interactions possibles que nous venons de mentionner entre les différents composés chimiques ingérés ; or leurs associations peuvent ne pas être anodines. Cette « dose journalière admissible » est définie individuellement par produit par les autorités sanitaires, qui, ainsi, indiquent qu'au-delà il y a un risque de toxicité. Mais comment savoir si vous dépassez cette fameuse DJA – *a priori* difficile à atteindre car il existe des marges de sécurité ? Qui plus est, il peut exister des susceptibilités individuelles entraînant une hypersensibilité à certains composés comme l'aspartame (rapport AFSSA 2002). À propos de l'aspartame, un additif E951, le toxicologue André Cicolella affirme que « le doute est suffisamment important pour qu'on retire effectivement cette substance [l'aspartame] de l'alimentation », et un autre toxicologue, Jean-François Narbonne, se montre encore plus radical : « Je suis favorable à une interdiction de l'aspartame. »

11. Les arômes de synthèse ajoutés dans l'alimentation sont devenus un des alliés majeurs de l'alimentation contemporaine bien fade. Il se crée régulièrement de nouveaux arômes. Cela va de l'arôme de fraise à celui du bœuf, en passant par celui du beurre fondu, sans oublier pour les plus jeunes l'arôme « nuggets » et pour ceux tentés par la nourriture asiatique les arômes « wok » et même « bô-bun ». « L'"arôme de bœuf" ? On n'y trouve pas un microgramme de bœuf, évidemment ! » affirme un aromaticien (*Nouvel Obs*, décembre 2008, pp. 11-17). La folie de l'utilisation des

arômes est impressionnante, ils sont présents partout pour combler le déficit de goût lié à la dénaturation des aliments par les divers processus industriels. De plus, grâce aux fioles chimiques, quelques laboratoires formatent de nouveaux goûts et les imposent ensuite progressivement grâce à la puissance du marketing publicitaire, notamment pour les boissons. La simple mention « arôme » sur les étiquettes indique qu'il s'agit généralement d'un arôme de synthèse.

12. L'autorisation de commercialisation des arômes ne suit même pas le cahier des charges des additifs, mais il existe heureusement un cadre réglementaire.

13. Le suffixe « cide » signifie « qui tue ». Sans doute désireux d'atténuer cette réalité, les industriels présentent plus volontiers les pesticides comme des « produits phytosanitaires », en espérant peut-être que ce « phyto » rassure en rappelant la notion de plantes. La dernière tendance pour les industriels est de les dénommer « produits phytopharmacologiques », appellation surprenante qui pourrait suggérer bien des confusions, puisqu'elle sous-entend le traitement « pharmacologique » des plantes. L'impression de ces changements de terminologie est que l'on cherche à minimiser les impacts sur la santé humaine de ces produits qui tuent le vivant. Le Dr Isabelle Baldi, du laboratoire Santé, Travail, Environnement (ISPED) de l'université de Bordeaux, indique pour sa part que « principalement trois catégories d'effets sont suspectés : troubles neurologiques chroniques, troubles de la reproduction et survenue de cancers », et encourage une amélioration des méthodologies de recherche, compte tenu du fait que « le nombre de personnes exposées est très important et justifie une prise de conscience du corps médical et des acteurs de santé publique », dans un document coédité par la Caisse nationale d'assurance-maladie. Les résultats d'études se multiplient sur les effets négatifs sur la santé des pesticides. Ainsi, en décembre 2010, un journal destiné aux médecins (*Quotidien du médecin*, 2 décembre 2001, Dr Lydia Archimède) annonçait : « Une nouvelle fois est mis en évidence un lien entre l'exposition aux pesticides et la baisse des performances cognitives et pose la question d'une évolution vers une maladie d'Alzheimer. » Le dossier s'alourdit…

Le devenir des 75 000 tonnes de pesticides déversées annuellement dans les champs français pose problème ; ils polluent, notamment les nappes phréatiques. On ne cesse de mieux comprendre les effets biologiques inquiétants des pesticides. Certains d'entre eux sont des perturbateurs endocriniens, c'est-à-dire des molécules qui modifient le métabolisme de l'organisme en interférant avec les hormones. Ils semblent contribuer à l'émergence de multiples maladies, en plus de celles énoncées, comme l'obésité et les maladies cardiaques.

Les industriels font parfois valoir qu'il existe aussi des produits dangereux dans la nature – ce qui est vrai –, comme certains champignons et baies toxiques, mais rien n'oblige à les consommer. En revanche, on subit la présence de cocktails de résidus de pesticides à notre insu. Le *Journal de l'environnement* indique que la Commission européenne a mis en ligne une base de données sur les pesticides. « Ce programme mené conjointement par la Commission, les États membres et l'Agence européenne de sécurité sanitaire des aliments (EFSA) concerne près de 1 000 substances actives contenues dans des dizaines de milliers de produits. Parmi ces substances, seules 250 ont obtenu une autorisation de mise sur le marché suite à l'évaluation du risque sanitaire et environnemental, conformément à l'obligation de la directive (directive 91/414/EEC)... Ce programme a conduit au retrait de plus des deux tiers des pesticides existants, a souligné Androulla Vassiliou, le commissaire européen en charge de la santé, dans un communiqué du 12 mars 2009. Dans la majorité des cas, les dossiers étaient incomplets, mais pour 70 substances, le niveau de risque a été jugé inacceptable. »

14. L'intérêt des produits bio est manifeste puisque leur consommation limite les risques d'absorption de pesticides et autres produits chimiques insuffisamment étudiés quant aux impacts des effets cocktails sur la santé.

15. On regrette que ne puissent pas être mis en avant les produits issus de l'agriculture conventionnelle exempts de résidus de pesticides par un label adéquat. Cela permettrait de les rapprocher des produits bio. La lutte contre les ravageurs des cultures (insectes, microchampignons, etc.) a toujours été un problème pour l'homme (les produits utilisés se sont améliorés car ils sont à durée de vie plus courte et les nouvelles molécules ne sont pas bioaccumulables). Mais que d'efforts encore à accomplir pour réduire l'exposition aux pesticides, notamment pour les agriculteurs qui les manipulent ! Les agriculteurs bio se passent des pesticides chimiques, pourquoi pas tous ?

16. L'irradiation des aliments, pour l'instant limitée à quelques produits alimentaires tels que certaines épices, condiments... en France (notons qu'il existe des dérogations pour certains États membres qui, au nom de la liberté commerciale, peuvent ensuite exporter en France), va tendre à se développer, notamment avec divers produits en provenance d'Asie. Il faut tout faire pour s'y opposer. Ce n'est pas à cause de la radioactivité puisque les doses utilisées ne permettent pas les transmutations, ni à cause du risque de déperdition vitaminique qui existe mais qui est modéré, notamment concernant les vitamines A, B1, C, et E. Il existe aussi une détérioration de certains acides

aminés (thyrosine, phénylalanine), une perte des effets protecteurs des acides gras insaturés, avec en plus une inconnue concernant le devenir des résidus de médicaments vétérinaires et des pesticides (Reichl, *Guide pratique de toxicologie*, De Boeck, 2004). Divers composés liés à l'irradiation même des denrées alimentaires peuvent apparaître, comme le 2-alkylcyclobutanone, qui est d'ailleurs un des marqueurs du degré d'irradiation. Non, le risque est surtout autre. L'irradiation des aliments permettant de détruire différents micro-organismes, la tentation pourrait être grande de recycler une nourriture qui normalement serait considérée comme avariée, et qui, par ces procédés, deviendrait « comestible ». C'est inacceptable, et ce type de dérive pourrait arriver plus rapidement qu'on ne le pense. Par ailleurs, sur le plan environnemental en termes de bilan carbone, l'irradiation des aliments est considérée comme « catastrophique ».

Réglementairement, lorsqu'une irradiation a eu lieu, elle doit être mentionnée sur l'étiquette, mais l'est-elle toujours dans les faits ? Attention aussi à des mentions curieuses, du type « pasteurisation à froid », qui correspondent à des traitements par irradiation. Cette appellation n'est pas autorisée en France mais à l'étranger, avec parfois des traductions erronées.

Heureusement, le coût de l'irradiation en limite actuellement l'usage.

17. Laurent Chevallier, *Mes ordonnances alimentaires*, Les Liens qui libèrent, 2010.

18. Meneton P., « Nutrition et maladies de civilisation : mythes et réalités », *Nafas*, n° 1, pp. 3-17, 2003.

CHAPITRE 2

Je ne sais vraiment plus comment me nourrir et contrôler mon poids

1. ANSES, Rapport d'expertise collective, Évaluation des risques liés aux pratiques alimentaires d'amaigrissement, novembre 2010.

2. Fung T.T. et coll., « Low-carbohydrate diets and all-cause and cause-spécific mortality », *Annals of Internal Medicine*, 7 septembre 2010.

3. *Ibid.*

4. ANSES, Rapport d'expertise collective, *op. cit.*

5. *Ibid.*

6. Une alimentation hyperprotéinée fournit tous les éléments de base constitutifs des protéines, les acides aminés. Ceux-ci, en quantité raisonnable, sont nécessaires pour la synthèse des neurotransmetteurs cérébraux, mais un apport déséquilibré modifie leur assimilation car ils entrent en

compétition pour être absorbés. L'un d'eux, le tryptophane, peut être moins bien assimilé ; or ce tryptophane est l'élément constitutif d'une substance cérébrale, la sérotonine, dont le déficit favorise les dépressions. Remarquons que la plupart des antidépresseurs actuels visent tout simplement à maintenir un taux optimal de sérotonine dans le cerveau (ils sont dits « inhibiteurs de la recapture de la sérotonine », visant schématiquement à limiter sa destruction). Avec un faible taux sanguin de tryptophane, une molécule que l'organisme ne sait pas synthétiser, vous majorez le risque de dépression du simple fait d'un défaut d'éléments pour la fabrication de sérotonine.

7. Crujeiras A.B. et coll., « Weight regain after a diet-induced loss is predicted by higher baseline leptin and lower ghrelin plasma levels », *Journal of Clinical Endocrinology and Metabolism*, 18 août 2010.

CHAPITRE 3

Au bonheur de manger

1. Harris Interactive à la demande de la Fondation Nestlé France, novembre 2010.

2. S. Ben Ahmed, « Tous dépendants au sucre ? », *La Recherche*, n° 443, juillet-août 2010.

3. Au-delà de la mise en œuvre de l'art de persuasion, des techniques bien plus sophistiquées sont mises en place. Nous les avons dénoncées dans *Tout savoir sur les aliments*, où nous indiquions que, par IRM fonctionnelle chez des volontaires, il était possible de connaître les zones du cerveau activées à la vue d'une publicité, d'un goût testé ou d'une texture nouvelle pour un produit alimentaire. On peut ainsi connaître, visualiser et prévoir ce que va être votre comportement à l'analyse des zones de la dépendance, de la satisfaction qui vont s'activer ou, à l'inverse, celles du dégoût. Plus rien n'est laissé au hasard afin de vous manipuler grâce aux techniques ultrasophistiquées du neuromarketing. L'objectif est de laisser une empreinte positive dans votre mémoire, et ce, pour des produits pas nécessairement recommandables pour votre santé.

4. *Les Comportements alimentaires*, Expertises collectives, INRA, juillet 2010.

5. *Ibid.*

6. www.credoc.fr.

7. Claude Fischler, Estelle Masson, *Manger*, Odile Jacob, 2008.

8. Eurobaromètre 354, *Food Related Risk*, novembre 2010.

CHAPITRE 4

Pourquoi grossit-on ?

1. Développé dans Laurent Chevallier, *Mes ordonnances alimentaires*, Les Liens qui libèrent, 2010.

2. *Le Monde*, 1er février 2008.

3. A. Mendez et coll., « Fattening Pollutants ? Study suggests chemicals in mother's blood contribute to child's obesity », *Environmental Health Perspectives*, on line, 5 octobre 2010.

4. Projet de loi déposé par le sénateur John Kerry, Sénat des États-Unis, 3 décembre 2009 (S2828).

5. *Le Nouvel Observateur*, 8-14 juillet 2010.

6. Rémy Burcelin, Toulouse, unité INSERM U 858 : « Un régime alimentaire riche en graisses détermine une modification de la flore intestinale, avec une endotoxémie métabolique : la concentration plasmatique de lipopolysaccharides (LPS) bactériens augmente. La libération de ces LPS déclenche, après activation de leur récepteur, une réaction inflammatoire métabolique au sein des muscles, du foie et du tissu adipeux, qui a pour conséquences d'induire une insulinorésistance, de favoriser une production excessive de glucose par le foie ainsi que le développement du tissu adipeux. »

7. Par ailleurs, il a été mis en avant que la modification du profil du microbiote, plus pauvre en bifidobactéries, a également des conséquences sur le plan de l'utilisation des calories. Ainsi, par cette nouvelle donnée, on s'est aperçu qu'une flore moins riche en bifidobactéries a tendance à faire grossir par un mécanisme de plus faible utilisation d'énergie, alors qu'à l'inverse une flore riche en bifidobactéries favorise les dépenses énergétiques. Tout cela reste bien sûr à confirmer.

8. « Probiotic prophylaxis in predicted severe acute pancreatitis : a randomised, double-blind, placebo-controlled trial », *The Lancet*, vol. 371, n° 9613, pp. 651-659, 23 février 2008.

9. C. Simon, G. Chabrier, « Comment prescrire l'activité physique en pratique médicale ? », *Ann. Endocrinol.*, cahier n° 3, pp. 2529-2535, 2005 ; E.A. Leermakers et coll., « Exercise management of obesity », *Med. Clin. North. Am.*, 84, pp. 419-440, 2000.

CHAPITRE 5

Comment maîtriser son poids ?

1. Pr Brenda Davy, département de nutrition humaine, Institut de technologie, Virginie.

2. *Quotidien du médecin*, 19 novembre 2010.

3. Pr Zofia Zukowska (Georgetown University) et coll.

CHAPITRE 7

Mieux choisir ce que l'on met dans son assiette et dans son verre

1. Une enquête de l'Institut national de prévention et d'éducation pour la santé (INPES) en 2010 montrait que 40 % des 18-25 ans avaient consommé, la veille de l'enquête, au moins une boisson rafraîchissante sans alcool (limonade, soda, boisson aux fruits).

2. N.T. Mueller et coll., « Soft drink and juice consumption and risk of pancreatic cancer : the Singapore – Chinese health study », *Cancer Epidemiology, Biomarket and Prévention*, 2009. Cette étude montre que le fait de consommer plus de deux verres de soda par semaine augmente de 87 % le risque de souffrir d'un cancer du pancréas. D'autres études sont nécessaires pour mieux analyser ce risque, notamment en termes de durée d'exposition. L'étude a néanmoins une puissance statistique dont il faut tenir compte.

3. S. Vasanti, « Sugar sweetened beverages and risk of metabolic syndrome and type 2 diabetes », *Diabetes Care*, vol. 33, n° 11, pp. 2477-2483, novembre 2010.

4. T.I. Halldorsson et coll., « Intake of artificially sweetened soft drinks and risk of preterm delivery : a prospective cohort study of 59 334 Danish pregnant women », *Am. J. Clin. Nutr.*, 2010, 92, p. 626-633. L'épidémiologiste Hannah Gardener a présenté en février 2011 à la Société américaine de cardiologie une étude d'où il ressort que la consommation régulière de sodas light augmente de 48 % le risque d'accident vasculaire cérébral (suivi de 2 500 personnes pendant neuf ans), une alerte de plus pour un produit qui apparaît de moins en moins neutre.

5. Q. Yang, « Gain, Weight by "going diet ?", artificial sweeteners and the neurobiology of sugar cravings », *Yale Journal of Biology and Medi-*

cine, n° 83, 2010, pp. 101-108 ; R.J. Brown, « Artificial sweeteners : a systematic review of metabolic effects in youth », *Int. J. Pediatr. Obes.*, 5 (4), pp. 305-312, août 2010.

6. Le journaliste de *Paris Match* indique : « Une fois par mois, un certain docteur Onville E. May, successeur d'un certain docteur Heat [...] s'enferme dans un laboratoire d'Atlanta, capitale américaine et mondiale de "Coca-Cola". Il s'y livre à des manipulations mystérieuses avec des produits dont ses aides eux-mêmes ne connaissent pas la nature, mais seulement les numéros. Il fabrique de ses mains quelques décalitres de 7X qui sont ensuite répartis, sous une surveillance minutieuse, entre les différentes usines qui produisent le concentré. Aucun des récipients qui servent à véhiculer l'ingrédient n'a jamais été détourné. Aucune fuite ne s'est jamais produite. On a pu violer le secret de l'atome en dérobant l'uranium 235 ou du plutonium 238 ; on n'a jamais pu violer le secret du 7X [...]. Le docteur n'est pas seul à détenir cet impénétrable secret. Il partage son lourd dépôt avec un certain M. Bert Wells, qui, officiellement, est son adjoint. Par contrat, les deux hommes se sont engagés à ne jamais voyager ensemble dans le même avion, et ils doivent même éviter de séjourner ensemble dans la même maison. Si, en dépit des précautions qui leur sont prescrites, une fatalité tragique voulait que le docteur May et M. Wells mourussent simultanément, le secret ne descendrait pas avec eux dans la tombe, car la formule du 7X repose dans un coffre-fort placé dans la cave blindée d'une banque d'Atlanta. Cette disparition concomitante serait néanmoins un événement fâcheux pour "Coca-Cola", car Wells et May sont les seuls à posséder, outre la composition chimique, le tour de main artisanal nécessaire à la fabrication du 7X. En quatre-vingts ans d'existence de la "Coca-Cola" on estime que huit personnes seulement ont été les dépositaires à la fois de cette technique et de ce secret. »

7. « 1907-2007. Un siècle rouge ardent », Hors-série *Midi libre – L'Indépendant*, Coédition France Info, 2007.

8. Diverses études indiquent des effets sanitaires chez les femmes enceintes. La caféine majore le risque de fausse couche, selon l'équipe de De-Kun Li (San Francisco) et consommer de la caféine pendant la grossesse, même à petites doses, affecterait la croissance du fœtus (hypotrophie fœtale), selon Dr J. Konje et ses collègues de l'université de Leicester. Ces données renforcent les inquiétudes sur la caféine comme substance potentiellement fœtotoxique, estiment le Pr Jorn Olsen de l'université de Californie à Los Angeles et le Pr Bodil Hamer Bech de l'université d'Aarhus (Danemark).

De nombreux arguments plaident pour limiter la consommation de caféine chez la femme enceinte. Il paraîtrait judicieux de mettre explicitement en garde sur la consommation des produits à base de caféine en cas de grossesse, mais aussi, pour d'autres raisons, pour les enfants et adolescents. Pour le vin et les boissons alcoolisées qui présentent des dangers de type neurotoxique, il y a une obligation d'apposer une mise en garde pour les femmes enceintes. Pourquoi ne pas envisager des mesures de prudence de consommation pour l'ensemble des boissons caféinées vis-à-vis de ces femmes ?

La caféine en excès, au-delà des effets lors de la grossesse, provoque divers troubles identifiés ; elle favorise notamment :

– l'augmentation du rythme cardiaque (tachycardie) ;

– les insomnies, les tremblements, un certain degré d'irritabilité, et « rend instable et anxieux ».

A été avancée la possibilité d'une perte de masse osseuse, d'une diminution de la sensibilité à l'insuline aussi, et il existe des interactions avec certains médicaments, notamment avec les anti-inflammatoires.

De nouvelles études à paraître tendraient également à mettre en évidence un effet sur le métabolisme de type perturbateur endocrinien.

Quelle dose de caféine peut-on consommer ? Il est communément admis pour l'adulte que le « point critique » de consommation serait de 500 à 600 mg par jour ; une tasse de café type expresso apporte en moyenne 30 à 50 mg de caféine pour 30 ml et une tasse de thé de 100 ml en moyenne 30 mg de caféine. Pour les femmes enceintes, le risque estimé d'avoir un bébé de petit poids de naissance augmente de 20 % pour une consommation de 100 mg à 200 mg de caféine (un soda type cola et 2 tasses de café par exemple), de 50 % entre 200 et 300 mg, d'où cette recommandation de tout simplement limiter au maximum la consommation de boissons et produits à base de caféine pendant la grossesse et, bien sûr, pas de produits light, compte tenu d'études récentes et des avis de certains toxicologues. Pour les adolescents, comme l'a affirmé le directeur général de l'Agence sanitaire (ANSES) interrogé par Pascale Santi (*Le Monde*, 9 décembre 2010), « l'évolution de l'offre et des habitudes alimentaires doit susciter la vigilance, par exemple sur la pratique de certains jeunes qui consomment beaucoup de boissons énergisantes ».

9. Une Fiche internationale de sécurité chimique (ONU, Communauté européenne, de l'International Chemical Safety Cards) dans un contexte industriel a émis des recommandations en cas de contact involontaire direct avec la peau, les yeux ou par inhalation et ingestion accidentelle (téléchargeable sur le site http://www.cdc.gor).

10. T.M. Saldana et coll., « Carbonated beverages and chronic kidney disease », sur http ://www.ncbi.nlm.nih.gov, 18 juillet 2007.

11. Production de caramel colorant :

	Classe IV E150d
Composés sulfités	Oui
Composés ammoniacaux	Oui
Promoteur de caramélisation	Sulfite d'ammonium
Charge colloïdale	Électronégative
Coloration	Brun-gris
Utilisations industrielles	Sodas (colas, ice-tea, ginger ale, vermouth, vinaigre) 70-72 %

12. http://biochim.agro.univ-lille1.fr/brunissement.

13. Les sodas sucrés sont le plus souvent concentrés en fructose d'origine industrielle : « Le Pr Frank Hu (Harvard, États-Unis) a présenté l'ensemble des données épidémiologiques qui impliquent les boissons sucrées : ainsi une récente méta-analyse montre qu'une boisson sucrée supplémentaire par jour est liée à une prise de poids significative chez l'enfant, la démonstration étant encore plus significative dans les séries plus larges avec les suivis les plus longs, avec les méthodologies les plus rigoureuses » (*Quotidien du médecin*, 17 novembre 2010, Dr Alain Marié).

La consommation du fructose à forte concentration – rien à voir avec celui des fruits – favorise la concentration de graisse abdominale appelée « adiposité viscérale » et par là même une majoration du risque de maladie cardiaque et de diabète. Ce qu'il faut souligner est que ce n'est pas l'apport calorique qui est mis en cause mais bien l'incidence de la consommation de boissons sucrées en elles-mêmes (il y a le plus souvent un mélange de sucre, sirop de fructose et sirop de glucose industriels, parfois du sucre ajouté sous forme de saccharose).

14. On l'apprenait sur le site du journal *Marianne* le 20 novembre 2010.

15. Lors du 3e congrès de médecine fœtale (décembre 2007).

16. Université Paris-X (*Sciences et Vie*, hors-série, mars 2007).

17. *60 Millions de consommateurs*, n° 453, octobre 2010.

18. Agrapresse, 10 mai 2010.

19. Charles-Emmanuel Haquet, *L'Expansion*, mars 2010.

20. *Ibid.*

21. J.-C. Leblanc, « Analyse risque-bénéfice de la consommation de poissons », *Cahiers de nutrition et de diététique*, n° 44, 2009.

22. F.J. He et coll., « Importance of salt in determining blood pressure in children. Meta analysis of controlled trials », *Hypertension*, n° 48, 2006, pp. 818-819.

23. *Le Point*, 20 mai 2010.

24. J.A. Welsh, « Caloric sweetener consumption and dyslipidemia among US adult », *JAMA*, n° 303, 2010, pp. 1490-1497.

25. *Le Monde*, 21 août 2010.

CHAPITRE 8

Pourquoi cette cacophonie nutritionnelle ?

1. Un règlement européen relatif aux allégations nutritionnelles et de santé est en train de se mettre en place, l'harmonisation étant attendue fin 2012.

2. B. Guy Grand, « À propos de la fondation ! », *Cahiers de nutrition et de diététique*, n° 45, 2010.

3. Comme l'UFC-*Que Choisir ?*, l'Aide aux jeunes diabétiques (AJD), l'Association française des diabétiques (AFD), l'Association nationale des directeurs de restauration municipale (ANDRM), le Comité de coordination des collectivités de France (CCC), la Fédération des conseils de parents d'élèves (FPCE) et la Fédération des parents d'élèves de l'enseignement public.

4. *Le Monde*, 30 septembre 2010 ; 24-25 octobre 2010.

5. Logiquement, comme le fait remarquer Hervé Kempf, du journal *Le Monde*, « cette affaire ne peut que renforcer la suspicion exprimée de longue date par certaines organisations non gouvernementales à l'égard de l'EFSA. Les liens de celle-ci avec l'industrie agroalimentaire ont déjà été soulignés, notamment en janvier, lorsqu'a été rendue publique une information selon laquelle l'ancienne directrice du groupe OGM de l'Autorité, Suzy Reckens, avait rejoint la firme Syngenta en 2008 » (cette firme, selon Greenpeace, voulait en 2008 tester son riz OGM sur des enfants chinois : http://ogm.greenpeace.fr). Et le journaliste d'ajouter : « La mise en cause

de l'indépendance de l'EFSA ne peut qu'affaiblir la position de la Commission européenne. »

6. *Le Monde*, 25 août 2010.

7. J.E. Thigpen et coll., « Variations in Phytoestrogen Content between Different Mill Dates of the Same Diet Produces Significant Differences in the Time of Vaginal Opening in CD-1 Mice and F344 Rats but Not in CD Sprague-Dawley Rats », *Environmental Health Perspectives*, vol. 115, n° 12, décembre 2007 ; J.-P. Myers et coll., « Why Public Health Agencies Cannot Depend on Good Laboratory Practices as a Criterion for Selecting Data : The Case of Bisphenol A », *Environmental Health Perspectives*, vol. 117, n° 3, mars 2009.

8. Martin Hirsch, *Pour en finir avec les conflits d'intérêts*, Stock, 2010.

Annexes

ANNEXE 1

Pourcentage de graisse des viandes selon les morceaux

Choisir les morceaux ayant moins de 10 % de matière grasse.

Pourcentage de graisse (moyenne)		20 à 30 %	20 à 10 %	Inf. à 10 % de matière grasse
Porc	• Côte	•		
	• Saucisse	•		
	• Charcuterie	•		
	• Jambon (mais sans gras)			•
	• Filet mignon			•
Bœuf	• Plat de côte	•		
	• Entrecôte		•	
	• Onglet		•	
	• Romsteak			•
	• Tende de tranche			•
	• Steak haché (moins de 10 % de MG)			•
Agneau	• Côtelette	•		
	• Épaule		•	
	• Gigot		•	
Poulet	• Haut de cuisse		•	
	• Blanc			•
Veau	• Épaule		•	
	• Jarret			•
	• Escalope			•
Lapin	• Toutes les parties			•

ANNEXE 2

Apports nutritionnels journaliers moyens (source INCA2) et valeurs nutritionnelles de référence en vitamines et minéraux (source ANC)

Les apports nutritionnels conseillés, ANC, sont présentés pour les hommes puis pour les femmes lorsqu'il y a une distinction.

	Apports moyens	Apports nutritionnels conseillés (ANC) H/F
Rétinol (µg)	704,5	800/600
Vitamine D (µg)	2,56	5
Vitamine E (mg)	11,63	12
Vitamine K (µg)		45
Vitamine B1 (mg)	1,23	1,3/1,1
Vitamine B2 (mg)	1,87	1,6/1,5
Vitamine B3 (mg)	19,29	14/11
Vitamine B5 (mg)	5,63	5
Vitamine B6 (mg)	1,74	1,8/1,5
Vitamine B8 (g)		50
Vitamine B9 (g)	289,4	330/300
Vitamine B12 (g)	5,81	2,4
Vitamine C (mg)	92,8	110

Bêta-carotène (mg)	3332,9	
Calcium (mg)	913,1	900
Magnésium (mg)	291,7	420/360
Fer (mg)	13,12	9/16
Cuivre (mg)	1,46	2/1,5
Iode (g)	119,5	150
Zinc (mg)	10,69	12/10
Manganèse (mg)	2,92	
Sodium (mg)	2967,4	
Potassium (mg)	2979,7	
Sélénium (g)	53,7	60/50
Chrome (g)		65/55
Fluor (mg)		2,5/2
Phosphore (mg)	1265,3	750

Extraits de ANSES, rapport d'expertise collective, *Évaluation des risques liés aux pratiques alimentaires d'amaigrissement*, p. 93.

ANNEXE 3

« L'espérance de vie n'augmentera plus »

lemonde.fr, 23.09.10

« Espérance de vie » : cette expression est un abus de langage. À moins d'être un démographe ou un statisticien, on l'interprète spontanément comme l'âge jusqu'auquel nous pouvons espérer vivre, alors qu'il ne s'agit que de la photographie de la durée moyenne de la vie à un moment donné. Il ne devient une « espérance » qu'à la condition de faire l'hypothèse que les taux de mortalité resteront stables ou diminueront, si l'on prévoit une augmentation de cette espérance.

Il est vrai que, selon cette définition, l'espérance de vie à la naissance n'a cessé d'augmenter depuis un siècle. Elle est aujourd'hui de 84,5 ans pour les femmes et 77,8 ans pour les hommes, principalement en raison de la baisse considérable de la mortalité infantile et des progrès spectaculaires de l'hygiène et de la médecine, qui ont permis de faire reculer les maladies infectieuses, causes dominantes de mortalité autrefois. Depuis dix ans, les gains d'espérance de vie ont été de trois années pour les hommes et de deux années pour les femmes. Ce sont ces chiffres qui sont mis aujourd'hui dans le débat public pour justifier l'allongement de l'âge de la retraite.

Mais ce tableau idyllique doit être complété par des indicateurs moins souriants, comme celui de l'espérance de vie en bonne santé, et là, surprise, celle-ci n'est, selon l'INSEE, que de 63,1 ans pour les hommes et de 64,2 ans pour les femmes. Rappelons que l'INSEE a une définition déjà restrictive de ce qu'est une bonne santé : « *Absence de limitation d'activités (dans les gestes de la vie quotidienne) et absence d'incapacité.* » Ainsi, une personne en rémission d'un cancer, un diabétique correctement soigné ou quelqu'un ayant eu un pontage coronarien sont en bonne santé.

Tout démontre que l'espérance de vie en bonne santé et encore plus l'espérance de vie tout court sont menacées par la montée des maladies chroniques qui se sont substituées aux maladies infectieuses comme cause dominante de mortalité et de morbidité. C'est ce qu'il est convenu d'appeler *« la transition épidémiologique »*. L'OMS qualifie cette « épidémie » de maladies chroniques comme *« l'un des principaux défis du XXIe siècle »*. La France n'est pas épargnée, comme le montre la croissance des affections de longue durée (ALD) du régime général de l'assurance-maladie (90 % de la population), dont les maladies cardio-vasculaires, les cancers et le diabète représentent les trois quarts.

Sur la période 2000-2008, alors qu'il n'y a pas eu de changement majeur de nomenclature, le nombre de nouveaux cas d'ALD chaque année (incidence) a augmenté de 37,8 %, dont 11,4 % seulement étaient liés au changement démographique. Le nombre total de cas (prévalence) est passé de 11,9 % de la population, en 2004, à 14,6 % en 2008, soit une augmentation de 23 % en quatre ans. Or la mortalité des personnes en ALD, à âge et sexe égaux, est 2,9 fois supérieure à celle des personnes qui n'en souffrent pas (5,8 fois plus avant 70 ans).

L'obésité, qui engendre une diminution d'espérance de vie de cinq à quinze ans, est une composante majeure de l'« épidémie » de maladies chroniques. Lors d'une conférence sur l'obésité en juillet 2009, Bill Clinton déclarait que la jeune génération pourrait être *« la première de l'histoire à avoir une plus faible espérance de vie que ses parents »*. Cette déclaration faisait écho à celle de David Byrne, commissaire européen à la santé, quelques années plus tôt, en septembre 2004 : *« L'obésité infantile pourrait être à l'origine d'un désastre sanitaire dans l'avenir. »* Selon un rapport de l'International Obesity Task Force de mars 2005, un enfant sur cinq est en surpoids ou obèse en Europe, ce qui devrait conduire à une surmortalité à l'âge adulte de 50 % à 80 %.

L'augmentation actuelle de l'espérance de vie à la naissance est essentiellement celle des personnes nées au début du XXe siècle, principalement en milieu rural, dans un environnement peu pollué et avec un mode de vie plutôt sain au moins jusqu'à l'âge adulte. La tendance actuelle, en matière d'espérance de vie, risque de s'inverser lorsque les générations nées après guerre vont vieillir. Ces dernières ont vécu dans un univers totalement différent de celui de leurs aînés. Polluées dès la vie fœtale par les substances chimiques de synthèse, elles ont mangé, souvent dès la naissance, une nourriture plus ou moins déséquilibrée (trop de sucre, d'aliments raffinés, de produits appauvris par des transformations industrielles, etc.), effet amplifié par le développement de la sédentarité.

Tous ces facteurs ont conduit à l'« épidémie » d'obésité. Cette génération a aujourd'hui moins de 60 ans, trop tôt, sauf exception, pour mourir du cancer, de maladies cardio-vasculaires ou du diabète, mais le fléchissement du progrès de l'espérance de vie en bonne santé en France, la régression déjà observée de celle-ci dans des pays comme l'Allemagne, l'Autriche ou l'Italie montrent que la tendance séculaire à la progression de l'espérance de vie est en train de s'inverser.

Ainsi les prédictions de l'INSEE, pour qui l'espérance de vie va continuer à croître au moins jusqu'en 2050, reposent sur des données fondées sur l'impact du recul des maladies infectieuses, sans prendre en compte la réalité actuelle des maladies chroniques. Un peu comme l'état-major de l'armée française avant guerre croyait aux vertus de sa ligne Maginot sans voir que l'environnement avait changé depuis le précédent conflit. Avec le résultat qu'on sait.

Claude Aubert, agronome, auteur de *L'Espérance de vie : la fin des illusions* (Terre vivante, 2006) ; **André Cicolella**, chimiste toxicologue, président du Réseau Environnement Santé ; **Laurent Chevallier**, médecin nutritionniste attaché au CHU de Montpellier

ANNEXE 4

« L'espérance de vie va encore augmenter ! »

lemonde.fr, 05.10.10

Dans leur article du 24 septembre, l'agronome Claude Aubert, le toxicologue André Cicolella et le médecin nutritionniste Laurent Chevallier conjuguent leurs certitudes pour nous annoncer que « l'espérance de vie n'augmentera plus ». D'après eux, la progression annoncée par l'INSEE « repose sur des données fondées sur l'impact du recul des maladies infectieuses, sans prendre en compte la réalité actuelle des maladies chroniques ». Ils vont même jusqu'à comparer une telle bévue à celle de l'état-major français de 1939, qui, croyant la ligne Maginot infranchissable, n'a pas su prévenir la guerre éclair des forces nazies ! Condamnation sévère..., mais sans preuve.

L'INSEE ne fait nullement l'impasse sur le rôle des maladies chroniques. Et pour cause, si l'on peut envisager que l'espérance de vie continue à augmenter au cours des prochaines décennies, c'est justement en se fondant sur le recul massif, depuis les années 1970, de maladies jadis incurables. Il y a en effet belle lurette que la lutte contre les maladies infectieuses n'a plus qu'un effet marginal sur l'espérance de vie. Cela date de la fin des années 1960. Fort heureusement, une nouvelle ère de progrès sanitaires majeurs s'est ouverte avec le développement d'une stratégie enfin efficace de lutte contre les maladies cardio-vasculaires. De 1970 à 2008, en France, la mortalité par maladies de cœur ou maladies cérébro-vasculaires a été divisée par trois. Dans le même temps, la montée qui semblait irrésistible de maladies de société telles que l'alcoolisme, les accidents du travail ou de la circulation, le tabagisme, a finalement pu être enrayée et cède depuis la place à un reflux sur tous les fronts. Au total, ces progrès ont permis de faire considérablement reculer la mortalité adulte et, surtout, celle des plus âgés.

Pour autant, la marge des progrès restant à faire est importante et il n'y a pas de raison de penser qu'ils ne soient faits. Les succès qui commencent à compter face au cancer sont là pour le confirmer. Bien sûr, comme pour les maladies infectieuses, un temps, encore lointain, viendra où les maladies cardio-vasculaires, voire les cancers, réduits à la portion congrue, cesseront d'être le champ de bataille décisif. Mais rien ne prouve que ce sera la fin du progrès. L'enjeu sanitaire majeur du XXIe siècle sera la lutte contre le vieillissement biologique. Qui peut savoir ce que nous apporteront demain la chirurgie réparatrice, les thérapies géniques ou d'autres pratiques encore peu imaginables ? Elles peuvent certes n'être qu'illusions, mais elles peuvent aussi devenir au vieillissement ce que les vaccins et les antibiotiques ont été aux maladies infectieuses. Il ne faut d'ailleurs pas focaliser que sur les hautes technologies. L'information du public ne cesse de s'améliorer et ce qu'apprennent aujourd'hui les jeunes générations renforcera demain l'état de santé aux grands âges. Le comportement des institutions aussi change : n'a-t-on pas découvert, grâce à la canicule de 2003, que l'attention et les soins portés aux vieux et à leur bien-être quotidien est un atout majeur de la survie aux grands âges ? La France, de ce point de vue, n'est pas à la traîne. L'espérance de vie à 65 ans, surtout chez les femmes, y progresse plus vite qu'aux États-Unis. Mais elle n'est pas non plus au top, puisque les Japonaises font encore mieux que les Françaises. Une preuve de plus qu'il reste devant nous une bonne marge de progrès.

L'écart entre riches et pauvres ne cesse de se creuser

Pour autant, toutes les années de vie gagnées ne sont pas des années de vie en bonne santé. Du moins peut-on espérer raisonnablement qu'une part des années gagnées continueront d'être des années en bonne santé, comme le montrent la plupart des enquêtes. De plus, les années de vie qui s'accompagnent de troubles de santé ne sont pas nécessairement des années de dépendance comme l'annonçaient les théories les plus pessimistes des années 1980. Enfin, plus le progrès sanitaire avance, plus les exigences en la matière sont grandes, ce qui souvent donne l'impression d'une moindre progression de l'état de santé.

Certes, prévention de l'obésité, réaction à de nouveaux virus, identification d'agents cancérigènes, prise en charge de la dépendance et certainement d'autres défis pour demain exigent de ne jamais baisser la garde. Mais l'histoire récente a montré que nos sociétés savent apporter des réponses médicales, sanitaires et sociales appropriées à ces nouveaux fléaux.

Tout en restant prudent, nous ne pouvons donc pas davantage nous rallier au pessimisme de MM. Aubert, Cicollela et Chevallier sur le plan de la santé que sur celui de l'espérance de vie. Un pessimisme dangereux, car, soulevant de faux problèmes, il en cache de vrais, au premier rang desquels l'inégalité sociale croissante devant la mort et la santé. Non, l'espérance de vie ne va probablement pas cesser de croître mais elle risque fort d'augmenter moins vite pour les ouvriers que pour les cadres. Non, l'état de santé de la population ne va pas obligatoirement se détériorer mais l'écart entre riches et pauvres hélas !, ne cesse de se creuser. Réduire ces inégalités, c'est là la priorité.

Emmanuelle Cambois, France Meslé, Jacques Vallin, chercheurs à l'Institut national d'études démographiques.

ANNEXE 5

Différents types de régime

Régime	Principe	Effets négatifs en plus de l'aspect déséquilibré (tous se caractérisent par des déficits d'apports en vitamines et minéraux)
Atkins et hyperprotéinés ou assimilés	Suppression des glucides	Apport en gras d'origine animale excessif
Scarsdale	Hypocalorique sévère	Impossible à suivre
Dissocié	Pas de mélange glucides-lipides	Monotone
Soupe aux choux	Hypocalorique	Contraignant
Groupe sanguin	Choix d'aliments limité	Complexe et sans base scientifique

La plupart des autres régimes se rapprochent de ceux-ci avec des variantes. Tous amènent à l'échec (dans 80 à 95 % des cas), avec des perturbations métaboliques plus ou moins prononcées.

Annexe 6

Boissons à base de caféine

Extraction et dosage de la caféine

Les 6 boissons à base de caféine (BBC) ont fait l'objet d'une extraction spécifique de la caféine, suivie d'un dosage CLHP, selon le protocole expérimental présenté ci-après.

Matériel

Échantillons

Nous avons à notre disposition, pour procéder au dosage, un seul échantillon des 6 types de BBC, dont les nom et numéro de lot figurent dans le tableau ci-dessous.

NOM	QUANTITÉ	LOT	
Pepsi®	500 ml	Nov. 10 V	L10145FN1902
Cola (Casino®)	500 ml	15.07.11	AAEH A8
Monster Energy®	500 ml	BBE 06.2012	F1008D 22:25
Coca-Cola® light	330 ml	30.09.10	068MA303 : 53
Coca-Cola® zero	330 ml	30.09.10	070MA323 : 45
Red Bull®	250 ml	07.07.2012/K3	1156019/06:20

Produits chimiques et solvants

La caféine de référence (CAS : 58-08-2) est obtenue auprès de Sigma Aldrich, lot n° 028K90757.

La solution de soude à 50g.l^{-1} est préparée à partir de NaOH (CAS : 1310-73-2), obtenue auprès de Acros Organics, lot n° A019837701.

Les solvants organiques sont de marque Prolabo :

– Le dichlolométhane a été distillé par nos soins.

– L'acétonitrile est de qualité CLHP.

– L'eau milliQ est de qualité 18MΩ.

Appareillage

HPLC Waters (pompe binaire 1525, injecteur 717) muni d'un détecteur à barrette de diodes (Photodiode Array Detector 2996). La colonne en phase inverse C-18 (AtlantisTM 4.6x250 mm, 5 µm) est précédée d'une pré-colonne de 10 mm de mêmes caractéristiques. La phase mobile est constituée d'un système binaire : solvant A (eau : TFA ; 100 : 0,025), solvant B (acétonitrile) selon le gradient d'élution : 0 % de B (0 min) à 75 % de B (45 min) et de 75 % de B (45 min) à 100 % de B (50 min), à un débit de 1 ml.min-1. Le chromatogramme de chaque échantillon est extrait à une longueur d'onde de 273 nm (λmax de la caféine).

10µl de solution à doser sont injectés.

MÉTHODE

Extraction de la caféine

200 ml de BBC sont prélevés puis, après vérification du pH (papier pH), sont basifiés par ajout progressif d'une solution de lessive de soude (50 g.l^{-1}), jusqu'à atteindre un pH légèrement basique (pH>8).

La solution est placée en ampoule à décanter, puis extraite par 2 fois, 100 ml de dichlorométhane.

La solution organique est alors séchée sur Na_2SO_4 (desséchant), filtrée directement dans un ballon à col rodé de 250 ml, puis concentrée à sec sous pression réduite (T° du bain inférieure à 45 °C).

Le ballon est pesé directement, sans séchage préalable à la pompe à vide, afin de limiter les pertes liées à la sublimation éventuelle de la caféine.

Préparation des solutions

Les standards « caféine » sont préparés extemporanément à 0,0515 $mg.ml^{-1}$; 0,1 $mg.ml^{-1}$; 0,195 $mg.ml^{-1}$; 0,15 $mg.ml^{-1}$.

Les extraits sont, quant à eux, préparés à des concentrations inconnues, dans une fourchette de concentration massique de 0,1 à 0,4 $mg.ml^{-1}$ (évaluation au moyen de la masse pondérale des extraits secs organiques).

Résultats

RENDEMENT MASSIQUE DES EXTRAITS ORGANIQUES OBTENUS

Nom	Quantité (mg)
Pepsi®	22,8
Cola (Casino®)	21,6
Monster Energy®	69,9
Coca-Cola® light	35,9
Coca-Cola® zero	40,5
Red Bull®	70,4

Droite de calibration

La droite de calibration résulte de la moyenne de 3 injections effectuées pour chaque concentration.

L'équation de cette droite est la suivante :

$Y = 2,85.10^{+7} x - 3,8.10^{+4}$
$R = 0,997467$
$R^2 = 0,994941$
Erreur standard = $1,198221.10^{+5}$

Teneur en caféine des BBC

Nom	**Quantité moyenne (mg) dans 200 ml**	**Concentration mg/l**
Pepsi®*	19,37 ± 0,15	96,83 ± 0,74
Cola (Casino®)**	5,1 ± 0,35	25,5 ± 1,77
Monster Energy®*	55 ± 0	275 ± 0
Coca-Cola® light**	24,95 ± 0,07	124,75 ± 0,35
Coca-Cola® zero**	18,4 ± 0,14	92 ± 0,71
Red Bull®*	61,83 ± 0,29	309,17 ± 1,44

* essai réalisé en triplicata ; ** essai réalisé en duplicata

ANNEXE 7

Modes de cuisson, ustensiles

Ustensiles

• Poêle à revêtement sans PFOA, type céramique (utilisation d'un peu de matière grasse).
• Casseroles en inox (acier inoxydable), en fonte (alliage fer et carbone), terre cuite non vernissée.
• Pyrex pour réchauffer au four à micro-ondes.
• Matériaux à éviter selon l'ingénieur agronome Claude Aubert : cuivre, aluminium, téflon, silicone. Claude Aubert met également en garde contre certaines poêles en « céramique » qui sont parfois une association de silice et de résine de synthèse dont on ignore beaucoup, du fait du secret de leur fabrication.

Modes de cuisson

Pour les viandes et poissons :

– au four ;
– à la vapeur, en papillote (volaille, poisson) ;
– au court-bouillon ;
– au micro-ondes ;
– à l'auto-cuiseur.

Pour les légumes et féculents :

– à la vapeur, à l'étouffée ;
– au four ;
– à l'eau ;
– au micro-ondes.

Pour les fruits :

– au four ;
– pochés ;
– en compote.

Il n'est pas conseillé de brûler les aliments (la cuisine au gril ou à la broche doit rester occasionnelle) : préférer la cuisson à la poêle, même avec un peu d'huile (qui évite le contact direct avec la poêle). Pas de friture, ou très occasionnellement.

Les composés néoformés lors des cuissons vives :

– les produits de la réaction de Maillard ;
– les amines hétérocycliques ;
– les produits d'oxydation ;
– les hydrocarbures aromatiques polycycliques.

Nombre de ces composés sont réputés potentiellement cancérigènes en fonction des quantités absorbées, d'où l'intérêt des cuissons douces, comme les pratiquaient nos ancêtres.

Source : Laurent CHEVALLIER, *51 ordonnances alimentaires*, Masson Elsevier, 2008.

ANNEXE 8

Indice de masse corporelle : statut pondéral des adultes

IMC (kg/m^2)	Statut pondéral
Inférieur à 18,5	Maigreur
De 18,5 à 24,9	Normalité
De 25 à 29,9	Surpoids
De 30 à 39,9	Obésité
Supérieur à 40	Obésité morbide

Annexe 9

Lecture des étiquettes

Lors de l'achat en magasin :

■ DATE LIMITE DE CONSOMMATION (produits frais) : DLC.

■ SEL OU SODIUM :

• Choisir de préférence les produits ayant moins de 1 g de sel (NaCl) pour 100 g d'aliments :

– 1 g de sel = 0,4 g de sodium ;

– 1 g de sodium = 2,5 g de sel.

• La simple mention « sel » peut cacher de fortes concentrations : prudence.

■ LIPIDES = GRAISSE : choisir de préférence des produits contenant moins de 10 g de lipides pour 100 g d'aliments.

■ GLUCIDES = SUCRE :

• Pour les boissons, retenir cette équivalence : 5 g de glucides = 1 sucre.

• Dans une boisson, la mention de 10 g de glucides présents pour 100 ml indique la présence de l'équivalent de 20 morceaux de sucre pour 1 litre !

■ CALORIES = VALEUR ÉNERGÉTIQUE DES ALIMENTS :

• La valeur calorique des aliments est indiquée pour 100 g.

• Les besoins caloriques moyens pour les adultes sont de :

– 1 900 Kcal/j pour les femmes ;

– 2 400 Kcal/j pour les hommes (variations en fonction de la corpulence et du degré d'activité physique).

■ LABELS :

• AB : agriculture biologique.

• Label rouge, certification de conformité : qualité.

• AOC : terroir (zone géographique).

■ AUTRES MENTIONS :

• Édulcorant : substituts du sucre parmi les plus courants : aspartame, acésulfame K. Choisir de préférence les produits « sans sucre ajouté » et sans édulcorant.

• En cas de phénylcétonurie : rechercher la mention « contient une source de phénylalanine » pour ne pas consommer le produit.

• En cas d'allergie : bien lire la liste des ingrédients.

À la maison :

CONSERVATION ET MODE D'EMPLOI : bien lire ce qui est indiqué sur l'étiquette.

En cas de problème :

• Se reporter à l'adresse du fabricant et au numéro de lot.

• Ne pas hésiter à appeler et à retourner au magasin pour la lecture du code-barres.

Éthique du consommateur : choisir les emballages recyclables ou recyclés.

Source : Laurent CHEVALLIER, *51 ordonnances alimentaires*, Masson Elsevier, 2008.

ANNEXE 10

Liste à avoir sur soi pour faire ses courses

Produits pouvant poser problème à cause d'informations insuffisantes, pour la santé ou pour la planète

– E320 ou BHA ; – Colorants E102, E104, E110, E122, E124, E129 ; – E214 à 219 ou P-hydroxybenzoates ; – E210 à E213 ou acides benzoïques et dérivés (benzoates) ; – Acrylamide	Innocuité insuffisamment démontrée scientifiquement, notamment en fonction des quantités ingérées et des associations de produits entre eux
– E535 ou ferrocyanure, antiagglomérant présent notamment dans certains sels	Inutile, risque d'allergie* ; interaction avec d'autres additifs alimentaires mal évaluée
– Édulcorant dont aspartame : E950 à E967	Inutile, innocuité insuffisamment démontrée pour certains, notamment pour l'aspartame (E951) chez la femme enceinte en fonction des quantités ingérées. Études à poursuivre
– « Arôme »	Arôme de synthèse, pas de toxicité démontrée, mais inutile. Choisir de préférence les produits avec la mention « arôme naturel de... »
Ingrédients de nombreux colas : – « Extraits végétaux » ; – Acide phosphorique ; – Colorant « caramel » et E150d	« Extraits végétaux » : information incomplète. Additifs : acide phosphorique, à forte dose, perturbe la biologie du calcium dans l'organisme (dose *a priori* difficile à atteindre) Colorant E150d : mode d'élaboration non précisé

Acides gras trans	Risque pour la santé (pour les acides gras partiellement hydrogénés) de mieux en mieux identifié si consommé à forte dose (risque pour le cœur et les vaisseaux, cancer pour certains)
Huile de palme	Risque pour l'environnement : favorise la déforestation et la destruction des écosystèmes de la planète. Risque pour la santé si consommée avec excès
– E221 à E228 ou sulfite** – Soja – Gluten***	L'excès de consommation peut induire divers troubles pour la santé (en fonction des susceptibilités biologiques individuelles)
Produits d'importation hors CEE, notamment en provenance d'Asie	Beaucoup de doutes sur la présence de résidus de composés chimiques parfois interdits en Europe, donc non recherchés. La situation devrait s'améliorer, mais dans quels délais ?

* Ce risque allergique et d'interaction avec d'autres additifs, imparfaitement documenté, existe aussi avec de nombreux additifs (même naturels).

** Il s'agit de sulfites ajoutés.

*** Les personnes porteuses d'une maladie cœliaque ne doivent pas prendre du tout de gluten ; pour les autres, seul l'excès d'absorption de gluten pourrait être à l'origine de divers troubles digestifs (flatulences, douleurs abdominales…).

ANNEXE 11

Valeurs caloriques moyennes des aliments

Valeur calorique moyenne par groupe d'aliments exprimée en Kcal pour 100 g d'aliments :

Produits laitiers	
Lait entier (100 ml) Lait 1/2 écrémé (100 ml) Yaourt nature (1), petit-suisse (1) Fromage blanc % LG Fromage blanc 40 % MG Fromage (camembert, gruyère, roquefort...)	65 45 50 50 100 300 à 500
Viandes, charcuteries	
Viande maigre (escalope, gigot, jambon dégraissé...) Viande grasse (entrecôte, canard, agneau...) Charcuterie (saucisson, rillettes...)	180 220 à 350 400 à 600
Poissons, produits aquacoles	
Poissons maigres (bar, limande, cabillaud...) Poissons gras (anchois, anguille...) Crustacés Mollusques	80 210 100 50
Œufs	
Œuf de poule entier	160
Céréales, légumes secs, féculents	
Corn flakes Pain	360 250

Riz, pâtes… (cuits) Légumes secs cuits (lentilles…) Pommes de terre	100 100 100
Fruits et légumes frais	
Citron, cerise, fraise, melon… Concombre, épinard, tomate, chou…	Inf. à 50 Inf. à 50
Fruits secs	
Dattes, raisins secs…	250
Fruits oléagineux	
Cacahuètes, noix…	550
Matières grasses	
Beurre Beurre allégé Huile Margarine allégée Végétaline Crème Crème allégée (10 %)	700 400 900 400 900 300 120
Sucreries	
Sucre n° 4 : 5 g par unité (20 Kcal) Confiture, miel, crème de marron	400 300
Boissons	
Vin (1 dl) Soda (1 dl)	70 50
Produits transformés	
Pâtisseries, croissant, brioche, biscuits Chocolat Sandwich pain/jambon Hamburger (ordinaire), hot dog	300 à 500 500 280 300

Bouchée à la reine	450
Frites	400
Quiche, pizza*	Sup. à 350
Raclette*	Sup. à 350
Spaghetti carbonara, bolognaise*	Sup. à 350
Plat transformé**	variable
* La valeur calorique dépend des marques, généralement elle est supérieure à 350 Kcal pour 100 g. ** Compte tenu de la sensibilisation des industriels, de nombreux plats transformés ont une valeur calorique variable allant de 150 Kcal à plus de 350 Kcal. La charge calorique est toujours indiquée sur l'étiquette alimentaire et exprimée pour 100 g d'aliments.	

Source : Laurent CHEVALLIER, *51 ordonnances alimentaires*, Masson Elsevier, 2008.

ANNEXE 12

Principales huiles végétales de table : intérêt nutritionnel, goût et coût

Principales huiles végétales (table, cuisine) et leurs caractéristiques :

Huile	AG oméga 3	AG oméga 6	AG Mono-insaturé	Résistance à la chaleur	Aspect gustatif	Coût (– peu élevé, + plus élevé)	Protection santé
colza	+			**	–	–	++
noix	+			–	+	+	++
soja*	+			–	±	±	
olive			+	+	+	±	++
tournesol		+		+	±	–	
maïs, pépin de raisin		+		+	+	±	
arachide		(+AG saturé)		+	±	–	

* Faible assimilation des acides gras oméga 3 issus des huiles de soja.

** Certaines huiles de colza actuellement sur le marché peuvent être utilisées pour les cuissons.

Les mélanges d'huiles du commerce tout prêts ont un intérêt variable selon leur composition. Le conseil est donc de choisir :

– comme huile d'assaisonnement : idéalement 1/2 huile de colza, 1/2 huile d'olive ou huile de noix seule (ou huile d'olive seule) ;

– comme huile de cuisine : huile d'olive (si le goût n'est pas apprécié, huile de tournesol).

Source : Laurent CHEVALLIER, *51 ordonnances alimentaires*, Masson Elsevier, 2008.

ANNEXE 13

Le sel dans les aliments

DÉTAILS D'UNE ALIMENTATION CONTRÔLÉE EN SEL

Les produits les plus riches en sel à éliminer ou à fortement réduire sont :
– viandes et poissons fumés ;
– charcuteries (jambon, saucisson…) ;
– fromages secs (si prise supérieure à 60 g, équivalent d'un 1/4 de camembert) ;
– pain normal (si prise supérieure à 120 g, soit l'équivalent d'une 1/2 baguette), préférer les pains sans sel ;
– eaux minérales parmi les plus minéralisées ;
– conserves ;
– plats et soupes prêts à consommer (industriels) ;
– chips, frites ;
– biscuits apéritifs, viennoiseries et pâtisseries ;
– beurre salé.

Les aliments les plus pauvres en sel sont :
– légumes frais (haricots verts, tomate, épinards…) ;
– fruits frais (orange, poire, pomme, raisin…) ;
– huiles végétales et fruits oléagineux (noix, amande…) ;
– légumes secs (lentilles, petits pois…)* ;
– fruits secs (abricot, pruneau…) ;
– céréales (riz, dérivés du blé : pâte, semoule…)* et pain sans sel ;
– viande, poisson**, œufs frais ;
– lait frais ;
– aliments diététiques « à teneur réduite en sodium ».

* Aliments dont la cuisson se fait le plus souvent avec des ajouts de sel, il convient de bien contrôler les apports.

** Ces aliments contiennent naturellement du sel mais en faible proportion. Le poisson de mer n'en contient pas plus que celui d'eau douce.

Éviter l'ajout de sel :
– cuisiner avec peu de sel ;
– ne pas ajouter de sel : pas de salière sur la table ;
– donner du goût aux aliments grâce aux aromates, épices et herbes de Provence, curry ;
– utiliser les huiles végétales (olive, noix...) mais avec modération, compte tenu de leur apport en calories.

Bien lire les étiquettes :
– pour les plats préparés et les produits transformés : choisir ceux contenant moins de 1 g de sel pour 100 g d'aliment ;
– attention : parfois n'est indiquée que la teneur en sodium, or 1 g de sodium = 2,5 g de sel et 1 g de sel (NaCl) = 0,4 g de sodium ;
– la simple mention « sel » dans la liste des ingrédients est insuffisamment informative et peut cacher de fortes concentrations ;
– apport quotidien préconisé par jour à bien respecter en cas d'hypertension artérielle : 5 g.

RÉGIME CONTRÔLÉ EN SEL – ALIMENTATION CONTRÔLÉE EN SODIUM

Régime désodé strict	0,6 à 1,2 g de sodium 1,5 à 3 g de NaCl
	Insuffisance cardiaque sévère Ascite Syndrome néphrotique Glomérulonéphrite œdémateuse
Régime désodé élargi	1,2 à 2,4 g de sodium 3 à 5 g de NaCl
	Insuffisance cardiaque chronique stable Insuffisance rénale chronique Corticothérapie au long cours
Modérément salé	2,4 g de sodium 5 à 6 g de NaCl
	Hypertension artérielle

En fonction du contexte, de l'appétence, on peut prescrire une alimentation modérément salée.

L'alimentation modérément salée doit comprendre un apport quotidien d'environ 6 g. La consommation courante habituelle dans les pays industrialisés est généralement du double, entre 10 et 12 g, avec des apports encore supérieurs pour les consommateurs de frites, chips… et autres produits très salés.

Source : Laurent CHEVALLIER, *51 ordonnances alimentaires*, Masson Elsevier, 2008.

Annexe 14

Index glycémique des aliments

Index glycémique d'aliments courants

Ceux qui ont l'index (IG) le plus élevé ne doivent pas être consommés isolément et sont à limiter au cours des repas car ils favorisent l'augmentation du taux de sucre dans le sang (glycémie).

Glucose Miel Soda sucré Barre chocolatée* Confiserie fantaisie* Pain blanc Céréales raffinées sucrées (corn flakes)* Biscuits, pâtisseries, viennoiseries*	IG > 70
Riz blanc « Sucre » ou saccharose Fruits secs Pommes de terre cuites dans la peau (en purée l'IG > 70) Betteraves, carottes cuites Banane, ananas, mangue, raisin Choux de Bruxelles, céleri Pâtes cuites Pain complet ou pain au son Riz complet Semoule Pain de seigle complet	40 < IG < 70
Laitages Légumes crus dont carottes crues Légumes secs : lentilles, haricots secs, pois chiches Fruits frais (fructose) Champignons	IG < 40

* Index glycémique variable selon les marques.

Source : Laurent Chevallier, *51 ordonnances alimentaires*, Masson Elsevier, 2008.

Orientations bibliographiques

AFSSA, *Apports nutritionnels conseillés*, Éditions Tech et Doc, 2001.

Lumley H. de, *L'Homme premier*, Odile Jacob, 1998.

OPECST, *L'Organisation de la recherche et ses perspectives en matière de prévention et de traitement de l'obésité*, Assemblée nationale/Sénat, 2010.

Pitte J.-R., *Gastronomie française*, Fayard, 2005.

Seren C., *Scènes de cuisine, recettes de coco et mélanges d'artistes*, Éditions Espaces 34, 2010.

Souccar T., *Le Régime préhistorique*, Indigène Éditions, 2007.

Weill P., *Mon assiette, ma santé, ma planète*, Plon, 2010.

Table des matières

Photocomposition Nord Compo
Villeneuve-d'Ascq

Pour l'éditeur, le principe est d'utiliser des papiers composés de fibres naturelles, renouvelables, recyclables et fabriquées à partir de bois issu de forêts qui adoptent un système d'aménagement durable.

En outre, l'éditeur attend de ses fournisseurs de papier qu'ils s'inscrivent dans une démarche de certification environnementale reconnue.

Impression réalisée par
CPI BRODARD ET TAUPIN
La Flèche

pour le compte des Éditions Fayard
en avril 2011

Imprimé en France
Dépôt légal : mars 2011
N° d'impression : 64169
36-57-2616-5/03